老人如何食养

舌尖上的长寿健康指南

陈 青　吴秀丽 ——主编

CSK 湖南科学技术出版社·长沙

U0783902

编 者 名 单

主 编

陈 青　吴秀丽

副主编

余艳兰　邹 婵　皮桂芳　周运波

编 委

易可兰　吴 琳　张 稳　李 芳　黄 群　朱 哲　谭美丽

邓素琼　杨志琳　薛 珂　黄运华　李代鹏　周 珊　肖 邈

李叶舟　熊 芹　杨欣竹　董成曦　吴 丹　汪茂雯　陈 微

许福丽　戴 醒　赖枫雨　陈瑶瑶　郑 娅　李铃佳　徐玉娇

蔡祯金　高惠妮　陈海香

秘 书

蓝相洲

健康长寿是人类的基本诉求，随着人均寿命的延长，老龄化社会的到来，人们对健康服务需求越来越旺盛，迫切需要充分发挥中医学养生保健、治未病的优势。党的十八大以来，以习近平同志为核心的党中央坚持人民至上、生命至上，把人民健康放在优先发展战略地位，提出"全面推进健康中国建设"的重大任务，并明确指出"充分发挥中医药防病治病的独特优势和作用，为建设健康中国、实现中华民族伟大复兴的中国梦贡献力量"。

药膳食疗是养生保健的重要组成部分，中国人自古以来就讲"民以食为天"，《黄帝内经》提出"五谷为养、五果为助、五畜为益、五菜为充"饮食原则。合理营养是健康的物质基础，而平衡膳食是合理营养的根本途径。随着人们生活水平的提高，人们的膳食结构也逐步发生着变化，人们不仅要吃得饱，更要吃得健康，因此，如何科学合理地调配膳食已经成为人们广泛关注的话题。

中医认为，健康人饮食时需要注意五味调和，寒温适中，无所偏嗜，才可使人体阴阳平衡，正气旺盛，身体健壮。我国历来就有"药食同源"的观念，药膳寓医于食，既具有较高的营养价值，又可保健强身、延年益寿，还可防病于未然。

1400 多年前的《千金要方》一书就有"食治篇"，之后有《食疗本草》等饮食疗法专著相继问世。唐代孙思邈说"安身之本必资于食，食能排邪而安脏腑，悦神爽志，以资气血。"《太平圣惠方》中，将食疗保健作用总结为"病时治病，平时养身"即具有食疗和食养两方面作用。

针对老年人食养保健问题，陈青教授团队不仅从中医体质辨识、二十四节气及老年人常见的健康问题等角度精心挑选了七十余个药膳方，图文并茂，易学易懂；而且还从生活起居、饮食、情志、运动等方面介绍了不同体质、不同节气等的养生保健知识，引导民众从日常生活做起，增强饮食保健意识。本书以老人食养为载体弘扬中医养生文化，提升大众健康知识素养，为"健康中国"战略助力。

此书旨在以老人食养为载体，引导民众从日常生活做起，增强饮食保健意识，提升大众健康知识素养，弘扬中医养生文化。

其旨明确，其文畅达，其图可鉴，其方好用，其法易行。

爱为之序。

中国中医科学院学部委员
国医大师

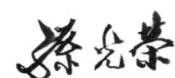

2024 年 8 月 1 日

没有全民健康就没有全面小康，人民健康是民族昌盛和国家健康的重要标志。随着社会经济高速发展、疾病谱发生改变，人口老龄化进程加快，人们对健康的需求日益迫切。党和国家历来高度重视人民健康，《健康中国2030规划纲要》提出："要普及健康生活方式，引导合理膳食，充分发挥中医药的独特优势，实施中医治未病健康工程，将中医药优势与健康管理结合，实现中医药健康养生文化创造性转化、创新性发展。"

《汉书·郦食其传》云："民以食为天。"饮食是人类生存必不可少的条件，是维持机体正常生长发育，保证各项生命活动不可缺少的条件。中医饮食养生，简称"食养"，最早见于《素问·五常政大论》，其中提到"谷肉果菜，食养尽之"。合理的饮食及均衡的营养是维持人体健康的前提。在日常生活中，人们可以通过适当的摄入食物来补益精气，纠正脏腑阴阳功能失调，从而实现健康长寿。中医药膳是炎黄子孙经过数千年的发展、沉淀而来的中华文化瑰宝，药膳集中药与美食于一体，既关注药物防病治病的药性，又注重食物的色、香、味、形，从而达到药借食力，食助药威的效果。

本书根据老年人的生理、心理等特点，因人因时介绍了不同的膳食方，如第三章的体质膳食养生，介绍了九种体质的特点，饮食起居要点；第四章的节气膳食养生，介绍了二十四节气的养生注意事项及不同节气的膳食推荐方；第五章介绍了常见食物的性、味、归经及食用注意事项；第六、七章介绍了老年人常见的健康问题、保健知识及相应食疗方。以上食疗方均介绍了制作及食饮要点，简单易学，帮助人们更好地管理健康、延缓衰老、提升生活质量，切实提高老年人健康水平。

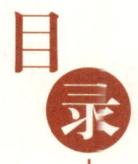

目录

第六章　老年人常见健康问题药膳食疗

第七章　特殊老人的药膳食疗

第一章

老年人心理身体特点

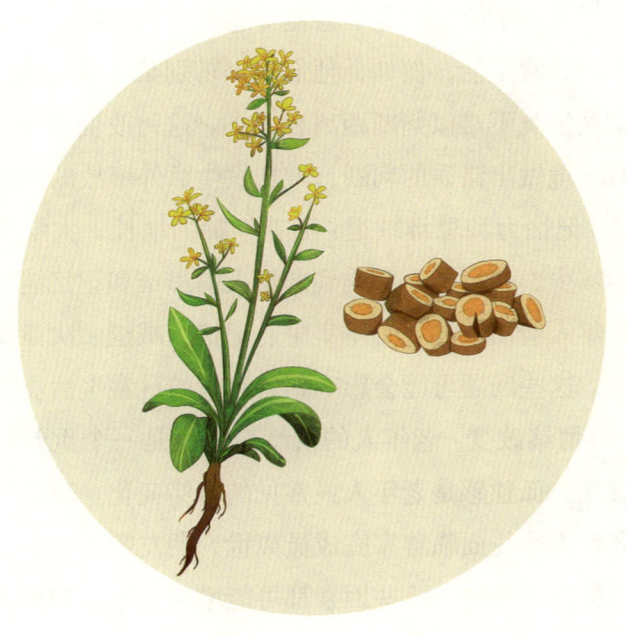

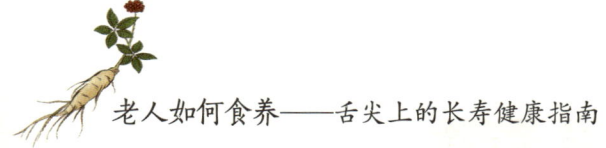

第一节　老年人心理特点

随着年龄的增长，人体的生理功能逐渐衰退，这是一个无法避免的自然过程。然而，我们常忽视的是，这一过程同样影响着心理层面的健康。老年人在心理上也会呈现出特有的特点和需求，那么就让我们一起来了解老年人的心理特点。

（1）感知觉改变：随着年龄的增长，感觉器官会变得不太敏感，导致对听觉、视觉、触觉等感知能力下降。这会影响到老年人的日常生活，例如，他们难以辨别某些颜色或声音，或者在某些情况下难以判断距离和大小。这种改变可能会导致老年人对环境做出错误的判断，增加发生意外事故的风险。

（2）记忆力和思维减退：随着年龄的增长，大脑的神经元数量会减少，这可能会影响到老年人的思维和记忆能力发生变化。老年人会出现注意力不集中、记忆力减退、决策能力下降等问题，这些问题可能会影响到老年人的日常生活。

（3）情绪改变：老年人的情绪变化也是一个重要的心理特点。首先，孤独感是老年人最常见的情绪变化。随着年龄的增长，老年人往往面临着家庭成员离世、朋友圈子变小、身体健康状况欠佳等问题，这些因素都可能增强老年人的孤独感。孤独感会导致老年人失去对生活的兴趣，引发抑郁和焦虑情绪，加深对社会的疏远感，进而影响其生活质量和幸福感。其次，抑郁也是老年人常见的情绪变化，尤其是在面临生活变故、健康问题等困扰时，老年人更容易陷入抑郁情绪。抑郁会严重影响老年人的生活质量，甚至加重身体疾病的发展。老年人抑郁的表现形式多种多样，包括情绪低落、失去兴趣、睡眠障碍、食欲改变等。抑郁会导致老年人对生活失去信心和希望，严重时还可能出现自杀倾向。最后就是焦虑，尤其是在面临健康问题、经济压力、家庭困扰等情况下，老年人更容易感到焦虑不安。老年人的焦虑表现多样，包括不安、紧张、恐惧、身体不适等。焦虑会影响老年人的认知和情绪调节能力，降低其生活质量和幸福感。

　　面对老年人心理变化，我们应采取积极措施以促进其心理健康。鼓励老年人参与各类社交活动，保持积极乐观的心态，适度锻炼身体，并维持良好的社交关系，以减少孤独、抑郁、焦虑等情绪。社会各界也应积极关注老年人的需求，给予必要的支持与帮助。

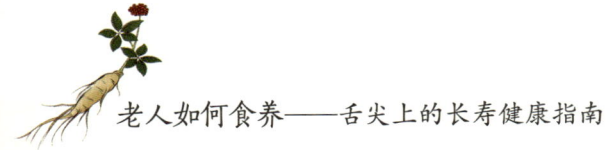

第二节　老年人脏腑功能

随着年龄的增长，人体的各个器官和系统都会发生一系列的变化，其中最为明显的就是脏腑功能的衰退。了解老年人脏腑功能的特点，对于维护老年人健康、延缓衰老进程具有重要的意义。

脏腑功能是中医对人体内部器官功能活动的总括，包括心、肝、脾、肺、肾五脏，以及胆、胃、小肠、大肠、膀胱、三焦六腑。这些脏腑共同维持着人体的生命活动，随着年龄的增长，其功能也会逐渐下降。

（1）心肺功能减退：随着年龄的增长，心脏的肌肉纤维会逐渐减少，心肌收缩力减弱，导致心脏的泵血功能下降。同时，肺部的弹性也会减弱，肺活量减少，使得氧气吸入和二氧化碳排出的效率降低。这些变化都是人体自然衰老的一部分，也会对我们的日常生活造成一定的影响。心肺功能减退的老年人可能会感到呼吸困难、体力下降、容易疲劳等症状。这些症状会限制他们的日常活动，降低生活质量。

（2）肝脾功能减退：肝脏是人体的代谢中心，负责解毒、合成蛋白质、储存能量等多项功能。而脾脏则是人体的免疫器官，负责过滤血液中的有害物质，维护血液健康。随着年龄的增长，老年人的肝脾功能会逐渐减退，这主要是由于器官老化、细胞减少以及代谢功能下降等原因导致。老年人肝脾功能减退会引发一系列症状。例如，肝功能减退会导致黄疸、腹腔积液、肝性脑病等严重疾病；而脾功能减退则会导致免疫力下降，容易感染疾病。此外，肝脾功能减退还会影响老年人的食欲、消化以及营养吸收等，导致身体逐渐衰弱。

（3）肾功能减退：随着年龄的增长，肾脏的生理功能逐渐减弱，肾小球滤过率下降，导致肾功能减退。此外，病理性因素也不可忽视，如高血压、糖尿病等慢性疾病，都会对肾脏造成损害，导致肾功能下降。肾功能减退的老年人可能会出现一系列症状，如夜尿增多、尿量减少、尿液浑浊等。此外，他们还可能出现身体水肿、血压升高、贫血等症状。这些症状不仅影响了老年人的生活质量，还可能预示着更严重的肾脏问题。

老年人的脏腑功能逐渐减退，这是人体自然衰老的必然过程。面对这些问题，我们需要从饮食、运动、作息、体检、心理调适等多个方面入手，采取综合性的应对措施。通过科学合理的调理和保健，可以帮助老年人维持脏腑功能的稳定，提高生活质量，享受健康幸福的晚年生活。

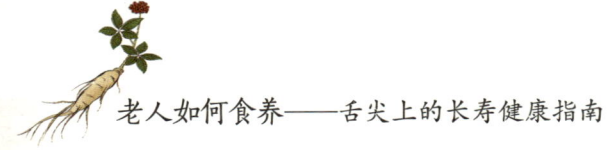

第三节　肢　体

生活中，我们经常会听到一些骇人的新闻，例如平时身体很硬朗的老人，怎么摔一跤就去世呢？说道跌倒，大多数人的第一反应是"爬起来不就好了"。然而在我国，跌倒是伤害死亡的第四位原因，尤其是在65岁以上的老年人中居首位，而且年龄越大，发生跌倒并因此受伤或死亡的风险越高。

那老年人为什么最容易摔呢？其实这与我们生理特点有关。人的一生会经历婴儿期、幼儿期、儿童期、少年期、成年期及老年期，在不同年龄阶段身体会有不同的变化，到了老年期，肢体变化主要体现在三个方面：

（1）骨骼：进入老年期，老人的身高会下降1～2厘米，其原因主要与骨质疏松有关。老年人骨骼中的有机物质，如骨胶原、骨黏蛋白含量减少，使骨质萎缩、骨量减少，容易导致骨质疏松。此外，女性绝经之后，雌激素水平急剧降低，也会导致骨量丢失造成骨质疏松。骨的脆性增加，易发生骨骼变形，出现如脊柱弯曲、变短，身高降低，甚至骨折等情况。

（2）关节：老年人的关节软骨、关节囊、椎间盘及韧带等会因老化变得硬化和僵化；关节活动度下降；关节弹性、韧性和抗伤性逐渐弱化。30岁扛一袋米上6楼不在话下，但60岁时，你会发现怎么突然就闪了腰？这是因为人对自己的关节功能衰退尤其是抗伤能力的下降通常不会有明显的感知。当进行较重的体力活动，如提、拉、抱、扛某一物体，一旦力的作用超过了人体组织的承受能力，就容易发生组织损伤。发生在软组织的急、重损伤，我们称之为扭伤或拉伤，如腰扭伤、膝扭伤等，如果恢复不完全，容易形成劳损；发生在关节囊与骨结合处的损伤可引发局部小出血和炎症，炎症渗出物和小出血形成的机化以及炎症本身刺激局部产生的组织增生可导致骨刺（骨质增生）形成，导致发病部位出现疼痛等症状；发生在椎间盘处的损伤会由于弹性减退的椎间盘髓核因承受不了大力冲击和压迫而向周边移位压迫神经根形成椎间盘突出症。

（3）肌肉：进入老年后，老人的腿部肌肉力量会下降，比如从坐着到站起来的动作，通常会比较费力，甚至需要别人去扶一把；手也会变得不灵活，控制能力下降。同时由于老年人的肌纤维萎缩、弹性下降，肌肉总量减少，容易患上肌少症（肌肉减少），出现疲劳、腰酸腿痛等症状，最终导致老年人动作迟缓、笨拙、步态不稳等。

那为什么老年人最怕摔呢？主要是摔倒很容易导致骨折，而老年人骨的修复与再生能力减退，容易导致骨折后愈合时间延长，从而出现各种危及生命的并发症如坠积性肺炎、深静脉血栓等。跌倒及相关伤害严重阻碍健康老龄化进程，同时给家庭、社会带来沉重的经济负担。因此，人们致力于制定各种跌倒预防策略，以减少其发生率。但归根究底，预防的基础在于老年人应该客观地看待自己的生理变化，正确掌握老年肢体特点，做自己健康的保驾护航者。

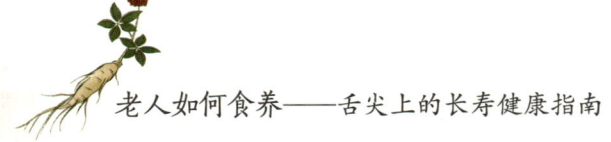

第四节　神　窍

　　出门忘带钥匙，总是忘记东西放哪里，说过的话一会儿就忘了，老年人记忆力下降，就是老年痴呆吗？其实不然，随着年龄增长，人们的神经系统功能也会随之衰退。资料显示，人到50岁后，脑细胞数量开始以每年1%的趋势逐渐减少，导致脑功能下降，如信息储存和提取能力即记忆力下降，但其程度较轻，时间空间等定向能力是正常的，而老年痴呆则是记忆、语言等功能的全面衰退，如不记得自己的家庭地址、不记得自己子女等，其神经心理测试、影像学检查等均出现异常。

　　到了老年期，除了记忆力下降，老年人也容易出现步态不稳或者"拖足"，同时上肢摆动幅度减小容易造成转身不稳致摔倒，这与神经元变性或减少，运动和感觉神经纤维传导速度减慢有关。

　　此外，周围神经系统功能衰退引起神经内膜增生、变性，神经束内结缔组织增生导致神经传导速度减慢，出现感觉迟钝、注意力不集中、性格改变、应激能力下降和运动障碍等现象。随着年龄增长，脑血管弹性也会逐渐下降，当脑血管发生动脉粥样硬化时，脑血液循环阻力增大，血流量减少，脑供血不足，进而影响脑代谢，老年人常出现记忆力减退、思维判断能力降低、反应迟钝等。

　　上述这些与年龄相关的变化导致脑功能降低，如果给予充分的时间，老年人还是可以完成一些精细的工作。到了老年期，如果发现自己词汇量，学习新事物的能力以及复述能力大不如从前，不必惊慌，这是生命发展的基本规律，但并不是说衰老是不可抗拒的，我们就可以"顺其自然"不予重视。生活中常常可以看到，有些人五六十岁就老态龙钟，步履蹒跚，那么这些人在日常饮食中可以选择针对不同症状的药膳方改善其状况。

第二章

药膳为健康保驾护航

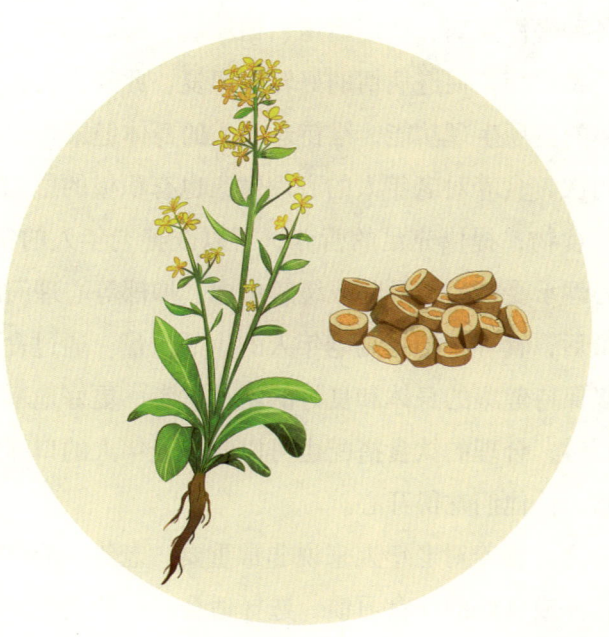

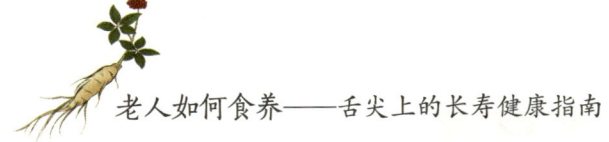
第一节　老年人食养必要性

首先，合理饮食是身体健康的物质基础。随着年龄的增长，老年人的器官功能逐渐衰退，容易出现代谢紊乱、营养缺乏等问题。食养能够提高老年人的健康水平，增强抵抗力，预防疾病，提高生活质量。

其次，食养还能起到一定的治疗和康复作用。老年人常常患有各种慢性疾病，如高血压、糖尿病、冠心病等，食养可以辅助药物治疗，促进病情的好转和康复。此外，食养还可以调节身体的各项生理功能，维持老年人的身体健康。

再次，食养对老年人的心理健康也有积极的影响。通过合理搭配食物，提供充足的营养，可以改善老年人的精神状态，增强心理承受能力，预防或缓解焦虑、抑郁等心理问题。

最后，食养还能提高老年人的生活质量。通过食养，老年人可以保持健康的身体和良好的精神状态，更好地享受晚年生活。同时，合理的饮食搭配也可以满足老年人的口味需求，增加食欲，让他们吃得开心。

总之，食养对老年人来说非常重要。老年人应该注重合理饮食，养成良好的饮食习惯，选择适合自己的食物，以保持身体健康和精神愉悦。同时，家人和社会也应该关注老年人的饮食问题，提供必要的支持和帮助。

第二节　中医食养优势

我国自古以来十分重视饮食养生，早在两千多年前的养生圣经《黄帝内经·素问》中提出了五谷为养，五果为助，五畜为益，五菜为充，气味合而服之，以补精益气的饮食调养的原则。而且很早就认识到食物不仅能补充营养，还能疗疾祛病。如近代医家张锡纯在《医学衷中参西录》中指出："食物病人服之，不但疗病，并可充饥；不但充饥，更可适口，用之对症，病自渐愈，既不对症，亦无他患。"老年人通过摄入适量的营养物质，可以增强免疫力、促进肠胃健康、平衡营养、减轻身体负担等。因此，我们应该高度重视老年人健康饮食的重要性，鼓励老年人养成健康的饮食习惯，为他们的身体健康保驾护航。中医食养作为一种传统而有效的养生方式，在老年人中展现出了独特的优势。

（1）因人制宜，个性化调理：中医强调"辨证施治"，注重个性化调理。考虑到老年人因年龄、体质、疾病等因素的差异，其身体状况和养生需求也各有差异。因此，中医食养根据老年人的体质、气质、患病情况等个体特征，可以选择针对不同体质的药膳，如对体质偏寒的老年人，推荐食用温补的食物来增强体内阳气；而对于气虚体质的老年人，则适量食用具有补气作用的食材，以增强体质。这种个性化的养生方式能够更好地满足老年人的养生需求，有利于提高身体的抵抗力和自愈

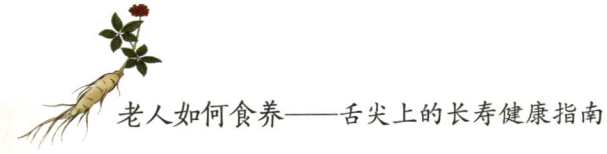

能力。

（2）药食同源，食养调理：中医食养将食物视为药物，强调药食同源，注重以食养调理身体。许多食材具有药用价值，能够调理身体、预防疾病。在老年人中，常见的慢性疾病如高血压、糖尿病等，可以通过食养的方式得到有效控制。例如，常食用大枣、山药等食材对于调节血糖、血压有明显的效果；而姜、蒜等常见调料则具有很好的降脂、降压作用。通过科学合理地选择食材，老年人可以在日常饮食中得到有效的药物补充，从而保持健康。

（3）调理阴阳平衡：中医强调调理阴阳平衡，维护人体的生命活动。在老年人中，由于年龄的增长和身体功能的逐渐衰退，阴阳失衡的情况较为常见。中医食养可以通过调节饮食结构和食物属性，帮助老年人维持阴阳平衡，达到健康养生的目的。例如，在饮食方面，可根据老年人体质特点适量食用温补性食物或清凉性食物，以达到阴阳平衡的效果。通过长期坚持适当的饮食调理，老年人可以提高身体的抗病能力，延缓衰老过程。

（4）因时而食，注重季节适应：中医食养强调顺应自然，根据季节变化调节饮食。一年四季有寒热温凉之别，食材性能亦有清凉、甘淡、辛热、温补之异，因此老年食材养生宜顺应四时而调整。春生、夏长、秋收、冬藏，以符合四时气候变化的自然规律。由于老年人身体功能相对较弱，更容易受到气候变化的影响。因此选择适合的食材进行保养，不仅有助于增强老年人的抵抗力，还可以减少气候变化对身体健康的影响。例如，在夏季气候炎热时，应"以寒疗热"，选用清热祛暑、滋阴生津的食材，如西瓜、鲜藕、绿豆、黄瓜等，可补充老人阴虚津燥之证；而在冬季主寒时，则宜"疗寒以热"，多食温热之品，如羊肉、狗肉、鸡肉、黄鳝等。这样的饮食习惯有助于老年人保持身体的稳定状态，减少因气候变化而引发的不适症状。

（5）提升生活质量：中医食养不仅关注调理身体，还注重调养心情，促进身心健康。老年人在饮食方面适当地采用中医食疗方法，不仅能够改善身体状况，还能够提升生活质量，增强生活的乐趣和幸福感。通过合理的饮食调理，老年人可以预防疾病、延缓衰老，并且维持良好的身心状态，从而提高生活品质。

综上所述，中医食养在老年人中具有诸多优势，包括个性化调理、药食同源、调理阴阳平衡、注重季节适应和提升生活质量等方面。因此，老年人在日常生活中可以积极采用中医食养的方法，通过科学合理的饮食调整生活习惯来提升生活质量。

第三章

老人施膳需辨体

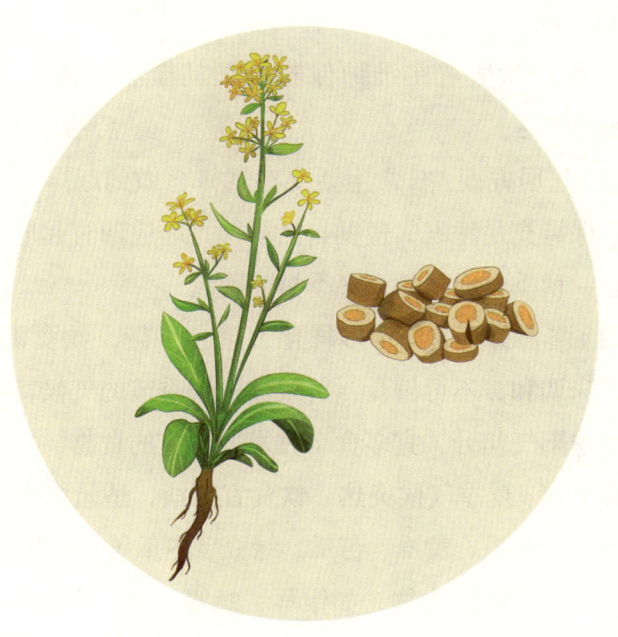

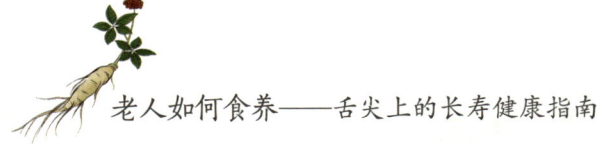

第一节　平和质的药膳食疗

　　平和质是指先天禀赋良好，后天调养得当，以体态适中、面色红润、精力充沛、脏腑功能状态强健壮实为主要特征的一种体质类型。表现为体型均匀，面色红润，目光有神，头发稠密有光泽；精力充沛，耐受寒热，睡眠良好，胃口好，大小便正常；舌色淡红，苔薄白，脉和缓有力；性格随和开朗。

　　平和质养生重在维护保养，顺其自然。建议从以下几个方面调养：

　　（1）起居方面：日常生活要有规律，做到起居有常，合理休息，保持充足睡眠，遵循自然规律，顺应四时起居，春夏晚睡早起，秋季早睡早起，冬季早睡晚起。

　　（2）膳食方面：食物多样化，膳食平衡，饮食不易过饱，四气五味调和，不可偏食，可根据不同季节的气候特点调理饮食，春季阳气初升，宜多食辛甘发散阳气的食物，如韭菜、蒜苗、春笋等；夏季气候炎热，饮食宜清淡，适量多食清热解暑的食物，如西瓜、黄瓜、苦瓜、绿豆、冬瓜等；秋季气候干燥，宜多食润燥滋阴的食物，如银耳、蜂蜜、梨、百合等；冬季气候寒冷，宜多食温热散寒的食物，如羊肉、牛肉、胡椒、大枣、大白菜等。

　　（3）运动方面：坚持适量运动，可选择慢跑、快走、太极拳、八段锦等有氧运动。

　　（4）情志方面：保持心态平和，可借助琴棋书画以怡情。

药膳一

大枣菊花粥

对　　症：身体健康，既不怕冷也不怕热，能适应四季寒热变化，尤其适宜春季保健食用。

功　　效：清肝明目，清热疏风。

食用药材：菊花15 g，大枣50 g，粳米100 g。

烹饪方法：菊花去蒂，碾成细末备用。大枣、粳米加水适量，先用大火煮沸，后改用小火慢熬，粥快出锅时放入菊花末，搅拌均匀，稍熬片刻即可。

食用方法：一日三餐均可食用，尤其适宜春季食用。

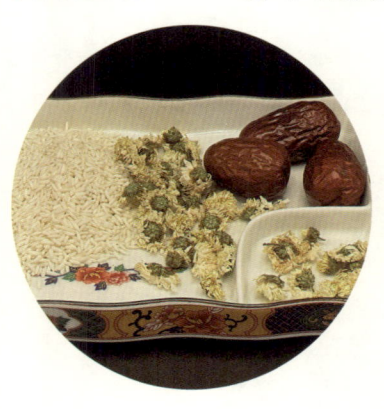
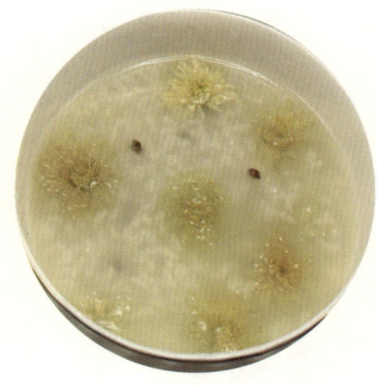

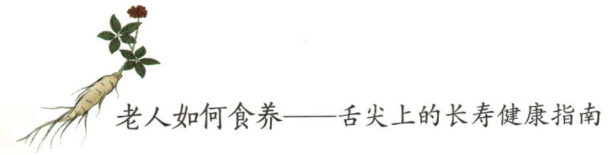
中医小贴士

菊花：始载于《神农本草经》。其味辛、甘、苦，性微寒，归肺、肝经。具有疏散风热，清肝明目，平抑肝阳，解毒消肿的功效。

大枣：始载于《神农本草经》，别名壶、木蜜、干枣、美枣、凉枣。其味甘、性平，归脾、胃经，具有补中益气、养血安神等功效。

药膳二

苦瓜黄豆煲排骨

对　　症：无偏颇体质，健康人群。

功　　效：清暑祛热。

食用药材：新鲜苦瓜 1 000 g，黄豆 100 g，猪排骨 500 g，生姜 2～3 片。

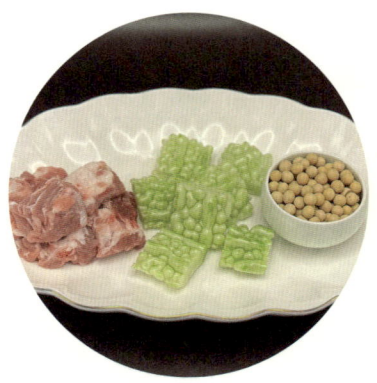
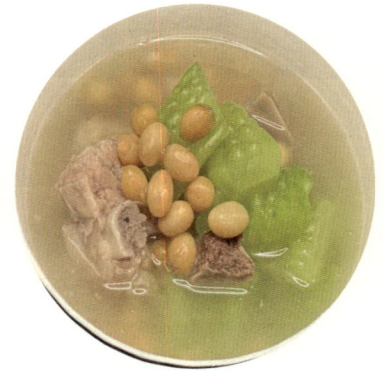

烹饪方法：苦瓜洗净去核瓤切块，黄豆洗净浸泡30分钟，猪排骨洗净切段。苦瓜、黄豆、猪排骨与生姜一起入锅，加清水1 500 mL，先用大火煮沸，后改小火煲1小时，调入适量盐等佐味。

食用方法：一日三餐均可食用。

〔中医小贴士〕

苦瓜：始载于《滇南本草》，别名锦荔枝、癞葡萄、红姑娘、凉瓜、癞瓜。其味苦，性寒，归心、脾、肺经。具有清暑祛热，解毒，明目等功效。

黄豆：始载于《食鉴本草》，别名大豆、黄大豆。其性甘、平，归脾、胃、大肠经。具有健脾利水，宽中导滞，解毒消肿的功效。

第二节　气虚质的药膳食疗

气虚质是指先天禀赋不足和（或）后天失养，一身之气不足，以气息低微、脏腑功能状态低下为主要特征的体质类型。表现为肌肉松软不实，皮肤易暗淡松弛，平素气短懒言，语音低怯，易疲乏神倦，易出汗；面色萎黄或淡白，目光少神，口淡，唇色少华，毛发不泽；精神不振，不耐受寒热，嗜睡、头晕、健忘，大便正常或虽便秘但不硬结或便溏；舌淡红、胖嫩、边有齿痕，脉象虚缓；性格内向，不喜冒险，易产生悲观忧郁心理。

气虚质养生重在益气健脾、培补元气。建议从以下几个方面调养：

（1）起居方面：顺四时而适寒暑，注意保暖，忌汗出当风，提倡劳逸结合。"久卧伤气"，因此气虚质既要保证充足的睡眠，也要控制睡眠时间，春夏季宜早起，秋冬季宜晚起。

（2）膳食方面：气虚质宜进培补元气、补气健脾、清淡易化之品，不宜多食生冷苦寒、肥甘厚味，保持膳食平衡，可根据不同季节的气候特点调理饮食。春季阳气初升，宜多食疏肝理气和胃的食物，如山药、大枣、粳米、莲藕等；夏季天气炎热，易耗气伤津，应避免进食生冷苦寒，宜多食益气生津之品，如南瓜、山药、苹果、花菜等；秋季气候干燥，宜多食润燥益气养胃的食物，如黑木耳、猪肚、鸽肉、麦冬等；冬季气候寒冷，宜多食温阳补气健脾的食物，如山药、龙眼肉、乌鸡、大枣、小米等。

（3）运动方面：运动宜柔缓，可微动四肢，以流通气血，促进脾胃运化，但不可过于劳作，以免损伤正气，可选择太极拳、八段锦、太极剑等有氧运动。

（4）情志方面：心态宜乐观，培养豁达乐观的生活态度，避免过度紧张及身心疲倦，保持稳定平和心态。

药膳一

小米山药大枣粥

对　　症：脾胃虚弱、消化不良、厌食乏力、失眠盗汗者。尤其适宜春季保健食用。

功　　效：健脾理气，疏肝和胃。

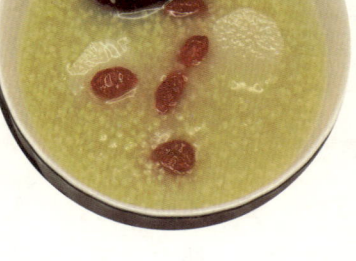

食用药材：小米50 g，山药去皮后120 g，大枣20 g，枸杞子10 g。

烹饪方法：大枣去核，山药切块，小米、枸杞子清洗干净备用。

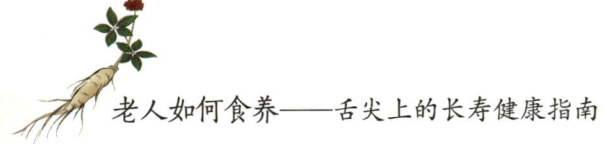

小米、大枣、山药加水适量，用大火煮沸，改用小火慢熬，粥快出锅时放入枸杞子，搅拌均匀，再熬3～5分钟即可。

食用方法：一日三餐均可食用。

【中医小贴士】

山药：始载于《神农本草经》，别名薯蓣、山芋、怀（淮）山药、白药子、怀（淮）山。其味甘，性平，归脾、肺、肾经，具有补脾养肺、固肾益精的功效。

大枣：始载于《神农本草经》，别名壶、木蜜、干枣、美枣、凉枣。其味甘，性平，归脾、胃经，具有补中益气、养血安神等功效。

小米：始载于《名医别录》，别名粟米。其味甘、咸，性凉，归脾、胃、肾经，具有和中，益肾，除热，解毒等功效。

药膳二

党参黄芪鸡汤

对　症：体质虚弱、气血不足、贫血者。

功　效：补中益气，生津养血。

食用药材：党参30 g，黄芪8 g，黄雌鸡500 g，大枣8枚，生姜3片，料酒适量，枸杞子适量。

烹饪方法： 鸡切块焯水，党参剪短，黄芪、党参、大枣浸泡30分钟后，将除枸杞子外所有食材放入锅中，加入适量清水和料酒，武火煮沸后撇去浮沫，改小火煲1.5小时，起锅前放入枸杞子，调入适量食盐等佐味即可。

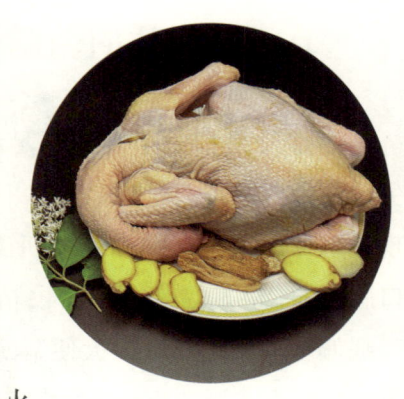

食用方法： 佐餐食用。

[中医小贴士]

党参： 始载于《本草从新》，别名台参、野台参、潞党参、西党参。其味甘，性平，归脾、肺经，具有补中益气，养血生津的功效。

黄芪： 始载于《神农本草经》，别名王孙、绵黄芪。其味甘，性微温，归脾、肺经，具有补气升阳，益卫固表，利水消肿，托毒生肌的功效。

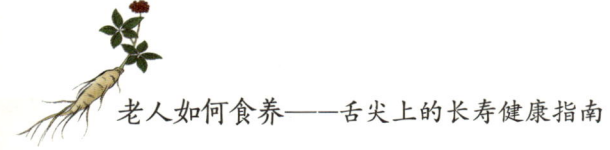

第三节　阳虚质的药膳食疗

　　阳虚质是指由于先天不足和（或）后天失养致阳气不足，失于温煦，以畏寒怕冷、肢体不温为主要特征的体质类型。表现为形寒肢冷，形体白胖，肌肉松软，面色㿠白，目胞晦暗，口唇色淡，毛发易落，易出汗；精神不振，畏寒怕冷，手足不温，睡眠偏多，喜热饮食，大便溏薄，小便清长；舌淡胖嫩、边有齿痕，苔润，脉象沉迟；性格沉静、内向。

　　阳虚质养生重在温阳祛寒，同时注意养阴。建议从以下几个方面调养：

　　（1）起居方面：日常起居中要注意避寒取暖以养护阳气，不宜在阴暗潮湿寒冷的环境下长期工作、生活，秋冬季节要注意暖衣温食，合理休息，保持充足睡眠，遵循自然规律，顺应四时起居。

　　（2）膳食方面：阳虚质宜选甘温补脾阳、温补肾阳的食物，少食生冷、冰冻、苦寒、黏腻之品，可根据不同季节的气候特点调理饮食，春季阳气升发，宜多食辛甘发散阳气的食物，如韭菜、生姜、大葱等；夏季虽气候炎热，但饮食不宜食凉饮冷，以免损伤阳气，宜适当增加辛味食物的摄入，如大蒜、大葱、香菜、芥菜等，减少苦味食物的摄入，如苦瓜、西柚、苦丁茶等；秋季气候转凉，应适当食用温热的食物，如山楂、大枣、红糖、龙眼肉等；冬季气候寒冷，宜多食温热的食物，如羊肉、牛肉、胡椒、茴香等。

（3）运动方面：坚持适量运动，可选择五禽戏、跳绳、八段锦等有氧运动。

（4）情志方面：加强精神调养，保持积极心态，可借助欢快、兴奋、激情的音乐进行调和。

药膳一

韭菜炒虾仁

对　　症：脾肾阳虚者。

功　　效：温中补肾，助阳固精。

食用药材：韭菜250 g，鲜河虾400 g，生姜、黄酒各适量。

烹饪方法：韭菜洗净，切段。鲜虾剥壳洗净，生姜切成末备用。

　　　　　　烧热锅，放入植物油，先将生姜下锅炒香，再放虾

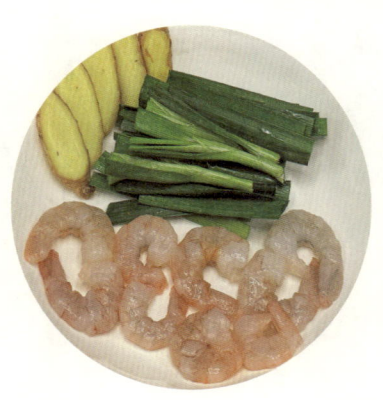
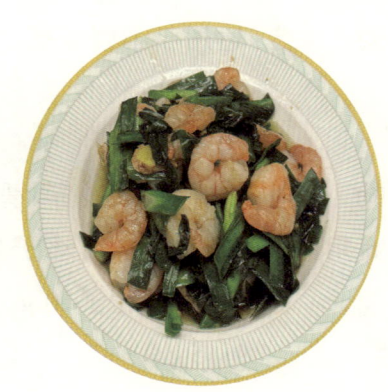

仁和韭菜，烹黄酒，连续翻炒至虾仁熟透，起锅装盘即可。

食用方法：佐餐食用。

┌─────── 中医小贴士 ───────┐

韭菜：始载于《名医别录》，别名起阳草、懒人草、长生韭、壮阳草、扁菜。其味辛，性温，归肾、胃、肺、肝经，具有补肾，温中，行气，散瘀，解毒的功效。

虾：始载于《名医别录》，别名青虾、淡水虾。其味甘，性温，归肝、肾经，具有补肾壮阳，通乳托毒的功效。

药膳二

巴戟菟丝子饮

对　　症：适用于小腹冷痛、风湿痹痛及筋骨萎软无力者。

功　　效：温肾回阳，强筋壮骨。

食用药材：巴戟天、菟丝子各10 g，枸杞子10 g，红糖15 g。

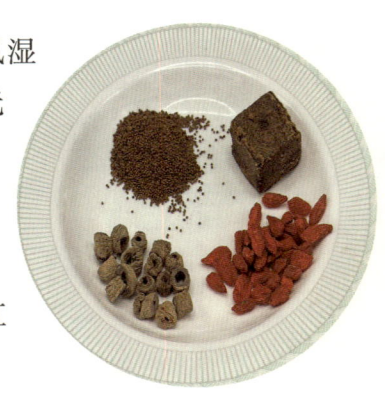

烹饪方法：巴戟天、菟丝子洗净放煲内，加水适量，煮开片刻，去渣取汁，加入枸杞子、红糖再煮至糖溶化。

食用方法：每日1剂，连服2～3日。

[中医小贴士]

巴戟天：始载于《神农本草经》，别名鸡肠风、鸡眼藤。其味甘、辛，性温，归肝、肾经，具有补肾养肝、强筋健骨的功效，还可安五脏、补中益气。

菟丝子：始载于《神农本草经》，别名菟丝实、吐丝子、无娘藤米、黄藤子。其味辛、甘，性平，归肝、肾、脾经，具有补益肝肾，固精缩尿、明目等功效，还可养肌、坚筋骨。

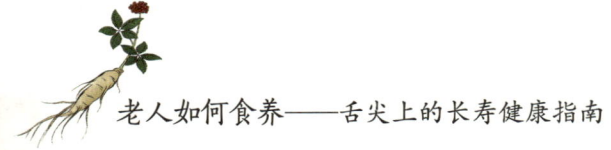
第四节 阴虚质的药膳食疗

阴虚质是指先天不足和（或）后天失养，体内津液精血等阴液亏少，以阴虚内热等表现为主要特征的体质类型。表现为体型偏瘦，皮肤干燥易生皱纹，皮肤弹性差易松弛，手足心热，口燥咽干，鼻微干，面色潮红，有烘热感，两目干涩，视物模糊；耐冬不耐夏，不耐受暑、热、燥邪，睡眠差，口渴喜冷饮，大便干燥，小便短涩；舌红少津少苔，脉细数；性格急躁，外向好动，活泼。

阴虚质养生重在心态要淡泊。建议从以下几个方面调养：

（1）起居方面：居室安静，坐北朝南，起居有常，保证充足睡眠，以藏养阴气，遵循自然规律，春季晚睡早起，适当延长睡眠时间，夏季晚睡早起，秋季早睡早起，冬季早睡晚起。

（2）膳食方面：食物多样化，膳食平衡，宜多食滋阴潜阳的食物，少食温热香燥、辛辣刺激的食物，可根据不同季节的气候特点调理饮食。春季阳气初升，饮食以滋养肝阴为基础，兼补他脏之阴为辅，多食清淡食物如桑葚、木耳、芝麻、牛奶、枸杞子等；夏季气候炎热，体内阴液亏损，宜多食养阴降火、健脾化湿的食物，如鸭肉、甲鱼、苦瓜、绿豆、冬瓜等；秋季气候干燥，宜多食清补滋阴的食物，如银耳、石榴、蜂蜜、山楂、燕窝、梨等；冬季气候寒冷，宜多食平补阴气的食物，如老鸽、猪蹄、黑豆、豆腐、小麦等。

（3）运动方面：坚持适量运动，可选择太极剑、太极拳、八段锦和"六字诀"中的"嘘"字功等以涵养肝气。

（4）情志方面：保持心态稳定，加强自我修养，可借助琴棋书画以怡情。

药膳一

银耳莲子羹

对　　症：阴虚火旺、慢性支气管炎、肺源性心脏病、干咳无痰及口干咽燥者等。

功　　效：滋补生津，润肺养胃。

食用药材：水发银耳200 g，干莲子30 g，冰糖100 g，去核大枣3枚，枸杞子适量。

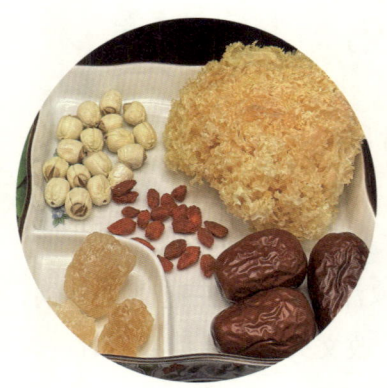 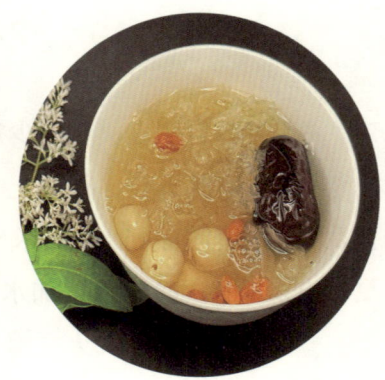

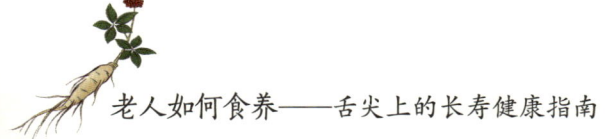
烹饪方法：银耳去根洗净切碎，莲子去芯洗净后放入砂锅内，加适量水、冰糖，武火烧开后改文火慢炖，炖至银耳、莲子软糯后加入枸杞子，稍熬片刻即可。

食用方法：佐餐食用。

中医小贴士

银耳：始载于《神农本草经》，别名白木耳、白耳、桑鹅、五鼎芝、白耳子。其味甘、淡，性平，归肺、胃、肾经，具有滋阴润肺、生津养胃的功效。

莲子：始载于《神农本草经》，别名藕实、水芝丹、莲实、莲蓬子、莲肉。其味甘、涩，性平，归脾、肾、心经，具有补脾止泻、益肾固精、养心安神的功效。

药膳二

沙参粥

对　　症：肺胃阴虚、干咳少痰者。

功　　效：润肺养胃，祛痰止咳。

食用药材：南沙参15 g，粳米50 g，冰糖适量。

烹饪方法：将沙参捣碎，加水煎取汁，与粳米一起放入砂锅，再加水以武火煮沸后，改文火慢熬，粥将熟时放入冰糖，稍煮片刻即可。

食用方法：每日一次即可。

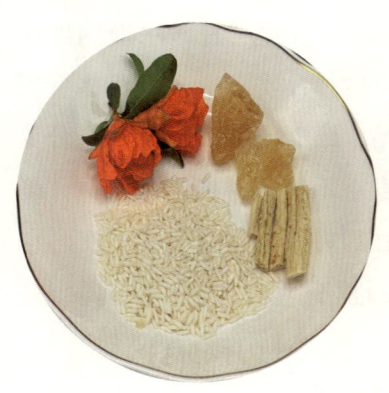
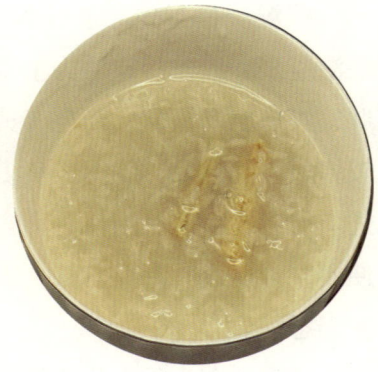

中医小贴士

南沙参：始载于《神农本草经》，别名白沙参、泡沙参、土人参。其味甘，性微寒，归肺、胃经，具有养阴清肺、益胃生津、化痰、益气等功效。沙参有南沙参和北沙参之分，两者功效基本相同，但前者偏于润肺祛痰，后者偏于养胃生津，故可根据需要而分别选用。

粳米：始载于《名医别录》，别名大米、白米、稻米。其味甘，性平，归脾、胃、肺经，具有健脾益气、和胃除烦、止泻止痢的功效。

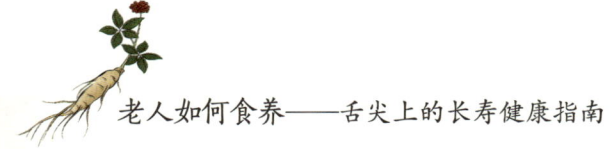

第五节　痰湿质的药膳食疗

　　痰湿质是指先天遗传和（或）后天过食肥甘，水液内停而痰湿凝聚、以黏滞重浊为主要特征的体质类型。表现为体型肥胖，腹部肥满松软，面色淡黄而暗，眼胞浮肿，面部油脂分泌较多，多汗且黏，胸闷、痰多，身重不爽，对梅雨和湿重环境适应能力差，容易困倦，喜食肥甘甜腻，大便正常或不实，小便不多或微浑；舌苔白腻，脉滑；性格偏温和，稳重恭谦，多善于忍耐。

　　痰湿质养生重在化痰祛湿，温化通阳。建议从以下几个方面调养：

　　（1）起居方面：日常生活要有规律，做到起居有常，居室环境宜干燥，平素应多进行户外运动，多晒太阳，以舒展阳气。合理休息，保持充足睡眠，遵循自然规律，顺应四时起居，春夏晚睡早起，秋季早睡早起，冬季早睡晚起。

　　（2）膳食方面：饮食宜清淡，多摄取健脾助运、祛湿化痰、通利三焦的食物，如冬瓜、海带、竹笋、茯苓、芡实等；忌食甜食、冷饮、酒等易化生湿浊的食物，不宜吃肥肉、蛋黄、鱼子、猪脑等高脂肪、高胆固醇的食物。

　　（3）运动方面：应根据自身情况选择合适的运动，可选择慢跑、快走、各种球类运动、武术等。

　　（4）情志方面：多参加社会活动，培养广泛的兴趣爱好，可借助琴棋书画以怡情。

药膳一

赤小豆粥

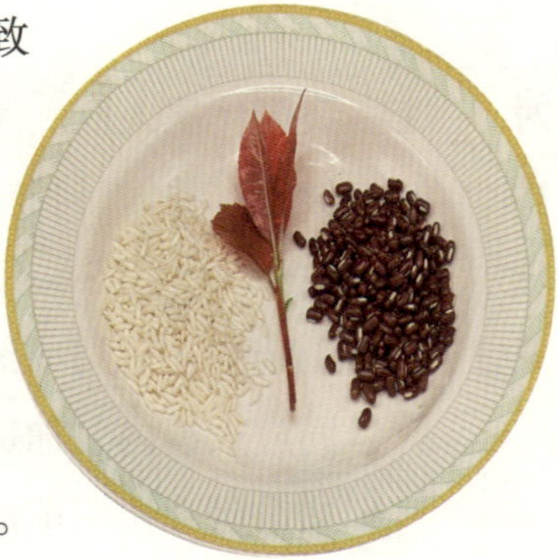

对　　症：痰湿质或因湿气重而致
水肿、肥胖、腹胀、
痤疮、湿疹、失眠、
记忆力下降、烦躁
不安等人群。

功　　效：利水消肿，健脾祛湿。

食用药材：赤小豆50 g，粳米50 g。

烹饪方法：将赤小豆洗净浸泡4小时，
放入砂锅中加入适量水，待赤小豆煮烂后放入粳
米，熬成稀粥即可。

食用方法：早晚温热顿服。

┌─ 中医小贴士 ─┐

赤小豆：始载于《神农本草经》，别名赤豆、红豆、红小豆、米
赤豆。其味甘、酸，性微寒，归心、小肠、脾经，具有利水消
肿退黄、清热解毒消痈等功效。

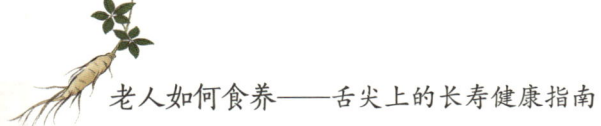

粳米：始载于《名医别录》，别名大米、白米、稻米。其味甘，性平，归脾、胃、肺经，具有健脾益气、和胃除烦、止泻止痢的功效。

药膳二

山药冬瓜汤

对　　症：痰湿体质人群。

功　　效：健脾，益气，利湿。

食用药材：山药50 g，冬瓜150 g，葱、生姜各适量。

烹饪方法：山药削皮后切成滚刀块，带皮冬瓜洗净后切块，一同放入锅内，加适量水，武火煮沸后改用文火煮约30分钟，出锅前加盐、葱花调味即可。

食用方法：佐餐食用。

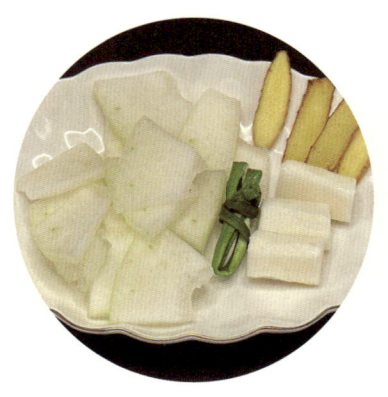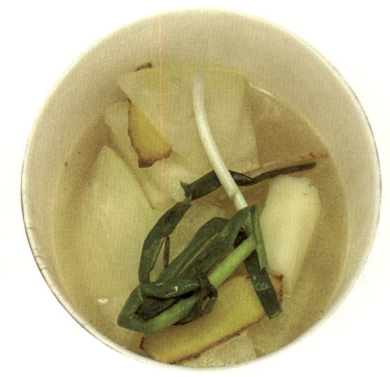

中医小贴士

冬瓜：始载于《神农本草经》，别名白瓜、水芝、白冬瓜、地芝、东瓜、枕瓜。其味甘、淡，性微寒，归肺、大肠、小肠、膀胱经，具有利尿、清热、化痰、生津、解毒的功效。

山药：始载于《神农本草经》，别名薯蓣、山芋、怀（淮）山药、白药子、怀（淮）山。其味甘，性平，归脾、肺、肾经，具有补脾养肺、固肾益精的功效。

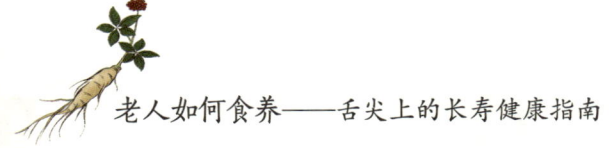
第六节　湿热质的药膳食疗

湿热质是因运化不利形成的体液积聚、停留积存日久或体内阳盛而化热的体质类型。表现为面垢油光，易生痤疮，口苦口干，身体困倦，容易心烦急躁，大便黏滞不畅或燥结，小便短黄，男性易阴囊潮湿，女性易带下增多，舌质偏红，苔黄腻，脉滑数。性格易急躁，心烦意乱，对夏末秋初湿热气候较难适应。

湿热质养生重在疏肝利胆、祛湿清热。建议从以下几个方面调养：

（1）起居方面：居室环境宜干燥、通风良好，避免过于潮热，可通过安装除湿器或空调，改善室内湿热。衣着样式应宽松，材质透气性好，以便体内湿气外散。湿热质者易生痤疮，需注意个人卫生，预防皮肤感染。留意大小便是否通畅，防止湿热内聚。保证充足的睡眠。

（2）膳食方面：湿热体质人群饮食以清热化湿为原则，选食苦、淡为主的食物，苦以清热、淡以渗湿，如赤小豆、薏苡仁、绿豆、苋菜、芹菜、玄参等。可适当饮用凉茶，如决明子、金银花、车前草、淡竹叶等。忌食肥甘厚腻、大热大补、辛辣燥烈之物，如奶油、动物内脏、辣椒、生姜、大蒜、大葱、牛肉、羊肉等。甜食、咸食、酒、碳酸类饮料可助湿生热，不宜食用。食以七分饱为度，适当保持饥饿感。

（3）运动方面：可选择中长跑、游泳或各种球类运动。夏季切勿在烈日下长时间活动，以免受热。秋高气爽时节，适宜爬山登高。

（4）情志方面：应注意控制，保持稳定的情绪，可选取修身养生的兴趣爱好，排解心中烦闷。睡前不要思考问题、看书或看情节紧张的电视节目，以免情绪起伏。

药膳一

冬瓜水鸭汤

对 症： 大便黏腻，小便短赤。尤其适宜夏季保健食用。

功 效： 清热利湿。

食用药材： 冬瓜250 g，水鸭半只，陈皮5 g。

烹饪方法： 冬瓜连皮去瓤，切块。水鸭洗净去皮和内脏，焯水除腥，与冬瓜、陈皮同置于砂锅内，加适量清水，隔水炖煮2小时左右，加少许盐并去油后即可食用。

食用方法： 一日三餐均可食用。

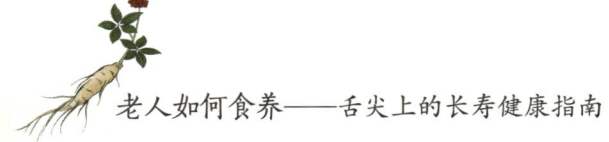
中医小贴士

冬瓜：始载于《神农本草经》，别名枕瓜、白瓜、扁蒲、地芝、水芝等。其味甘、淡，性微寒，归肺、大肠、小肠、膀胱经，具有利尿消肿、清热解毒、清胃降火等功效。

鸭肉：始载于《神农本草经》，别名家鸭肉、家凫肉等。其味甘、咸，性寒，归脾、胃、肺、肾经，具有大补虚劳、滋五脏之阴、清虚劳之热、补血行水、养胃生津的功效。

药膳二

薏米绿豆汤

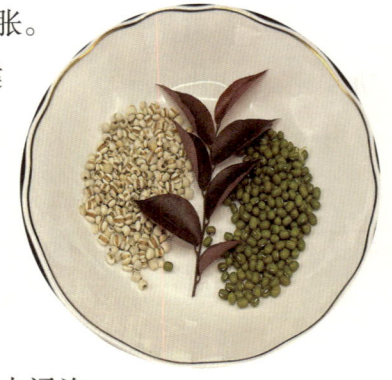

对　　症：口苦、口臭，食少腹胀。尤其适宜盛夏保健食用。

功　　效：清热利湿，健脾除湿。

食用药材：薏苡仁（薏米）30 g，绿豆30 g。

烹饪方法：将薏苡仁淘净后用清水浸泡一夜，再与淘净的绿豆一同放入锅内，加水熬煮，直至烂熟即可。

食用方法： 适宜盛夏时节午餐后食用。

[中医小贴士]

薏苡仁： 始载于《神农本草经》，别名苡仁、苡米。其味甘、淡，性凉，归脾、胃、肺经，具有利水渗湿、健脾止泻、除痹、排脓、解毒散结等功效。

绿豆： 始载于《本草纲目》，别名青小豆、菉豆、植豆。其味甘，性寒，归心、胃经，具有清凉解毒、利尿明目的功效。

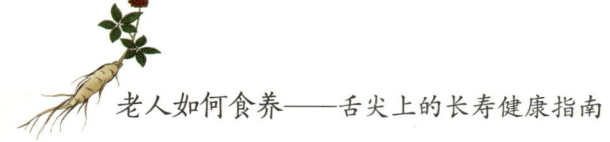

第七节　血瘀质的药膳食疗

血瘀质是指因血行迟缓不畅而引起的以面、舌、唇紫暗等为主要特征的体质类型。主要表现为面色晦暗，或色素沉着有瘀斑，口唇暗淡或发绀，舌质暗有瘀点、瘀斑，舌下络脉暗紫、增粗，肌肤干涩、脱屑，脉涩。

血瘀质养生原则以活血化瘀为主。建议从以下几个方面调养：

（1）起居方面：血瘀质者具有血行不畅的潜在倾向，血得温则行，得寒则凝，要避免寒冷刺激，居住环境宜温不宜凉，日常生活应注意动静结合。作息规律，睡眠足够，但不可过逸以免气滞血瘀。

（2）膳食方面：血瘀质者应增加温性食物的摄入，如羊肉、狗肉、韭菜、生姜、蒜、葱等，可温阳散寒，促进血液流通。同时，适量食用山楂、红糖、玫瑰花、茉莉花、米酒等食物，可起到活血化瘀的作用。血瘀质者在活血的同时可适量添加当归，既补血又活血。勿过度食用寒凉、生冷、酸涩的食物，如冷饮、雪糕、柿子、柚子等，以免加重血瘀症状。

（3）运动方面：血瘀质者心血管功能较弱，不宜做大负荷的体育锻炼。应选择规律的有氧运动，中小负荷、多次数地锻炼。

（4）情志方面：血瘀质者常心烦、急躁、健忘，或忧郁、苦闷、多疑。在情志调摄上，应培养乐观、欢乐的情绪，精神愉快则气血和畅、营卫流通，有益于血瘀质的改善。

药膳一

山楂红糖水

对　　症：肥胖，肢肿，面色晦暗，月经不调。

功　　效：活血化瘀，利水消肿。

食用药材：山楂10 g，红糖20 g，益母草10 g。

烹饪方法：将山楂、益母草放入砂锅内，加清水适量，煮取汁液，加入红糖，再煮至红糖完全溶解而成。

食用方法：代茶饮。

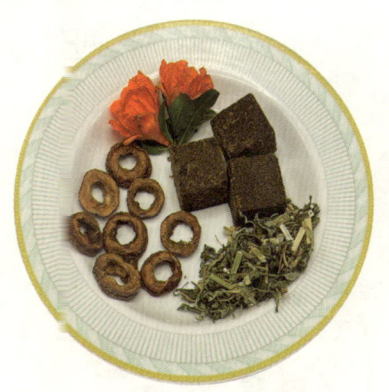 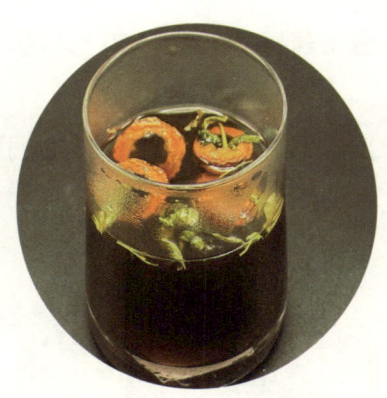

中医小贴士

山楂：始载于《神农本草经》，别名山里果、山里红、酸里红。

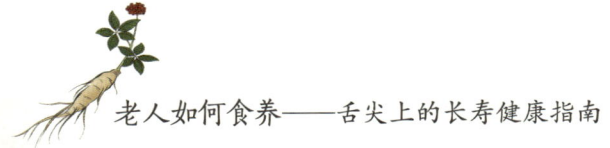

其味酸、甘，性微温，归脾、胃、肝经。具有消食健胃，行气散瘀的功效。

益母草：始载于《神农本草经》，别名益母、坤草、茺蔚、野天麻、益母蒿、地母草。其味苦、辛，性寒，归心、肝、膀胱经。具有活血调经，利尿消肿，清热解毒的功效。

药膳二

桃仁炖鸡

对　　症：食少纳呆，身有瘀斑、瘀点。

功　　效：活血化瘀，健脾益气。

食用药材：鸡脯肉250 g，桃仁20 g，青红柿子椒、藕、鸡蛋各若干。

烹饪方法：①将鸡脯肉、柿子椒、藕切成丁，鸡肉中加入盐、

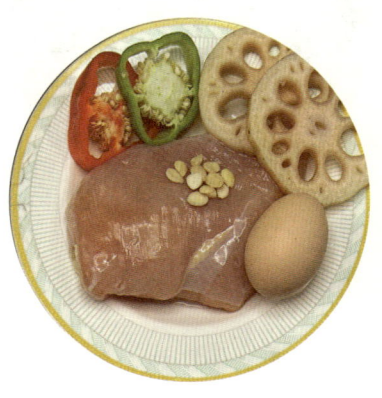
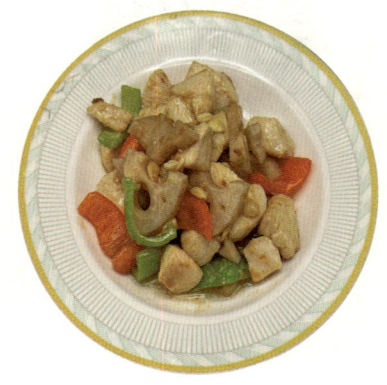

料酒、白糖、蛋清搅拌均匀，再倒入少许水淀粉拌匀上浆；②锅中倒入适量油，油温至三成热时下入桃仁炸至变色，捞出控油，放入藕丁先炸片刻，再放入鸡肉滑熟，一起捞出控油；③锅中留少许油，下葱姜末煸炒出香味，放入甜面酱，加少许水炒匀，放入鸡丁、藕丁、柿子椒丁、桃仁大火翻炒，放入蒜末，淋香油出锅即可。

食用方法： 每日一次。

┌─────────────┐
│ **中医小贴士** │
└─────────────┘

桃仁： 始载于《本草集经注》，别名毛桃仁、扁桃仁、大桃仁。其味苦、甘，性平，归心、肝、大肠经。具有活血祛瘀，润肠通便，止咳平喘的功效。

鸡肉： 始载于《本草纲目》，别名丹雄鸡、烛夜。其味甘，性微温，归脾、胃经。具有温中补脾，益气养血，补肾益精的功效。

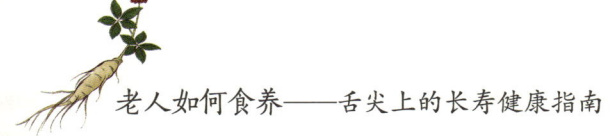

第八节　气郁质的药膳食疗

气郁质是指因人体气机不畅，升降出入失常而致气郁不展为主要特征的体质类型。表现为形体消瘦、面色发暗或萎黄；失眠多梦，健忘，惊悸怔忡，常有忧郁面貌，神情多烦闷不乐，敏感多疑，胸胁胀满，两胁窜痛，或乳房胀痛，或善太息，或嗳气呃逆，或咽有异物感，大便偏干，舌淡红，苔薄白，脉弦。

气郁质养生重在疏肝理气，补益肝血，行气解郁，开胸散结。建议从以下几个方面调养：

（1）起居方面：居室应保持安静，禁止喧哗，光线宜暗，避免强烈光线刺激。室内温度宜适中，提升舒适感，保证充足的睡眠时间。气郁质者因气行不畅，大便多不爽或泄利，每日应按时排便，使机体形成排便反射。

（2）膳食方面：肝主疏泄，调畅气机，气郁质者宜食具有补肝护肝、行气、解郁功效的食物，如洋葱、圆白菜、香菜、葡萄干、黄花菜等，可缓解气郁质腹胀、消化不良、失眠等症状。忌食生冷黏腻、收敛酸涩、辛温燥热、刺激性强的食物，如生冷瓜果、冰镇饮品、南瓜、石榴、草莓、辣椒、咖啡、浓茶等，易阻碍气机，加重气郁，阻塞气血运行。

（3）运动方面：尽量增加户外活动，如跑步、游泳、打球等强度较大的运动。同时可选择下棋、打牌、瑜伽等体娱活动，闲情逸致，促进人际交流。气郁质者气机运行不畅，还可练习"六字诀"中的"嘘"字功以舒畅肝气。

（4）情志方面：《黄帝内经·素问·阴阳应象大论》中提到："喜胜忧。"气郁质的人性格内向，精神长期处于抑郁状态，如果经常保持愉悦的心情，就可帮助改善气郁质的精神状态。

药膳一

干贝萝卜汤

对　　症： 适用于胸胁胀满、嗳气呃逆的人群。

功　　效： 滋阴益气、和胃调中，促进气血运行。

食用药材： 白萝卜1根，干贝3个。

烹饪方法： ①将干贝充分浸泡、洗净，用手撕开。将白萝卜洗净、去皮、切块；②将白萝卜、干贝放入高汤中，煮开后续煮20分钟左右，加入料酒、白糖、盐调味，再煮约半小时即可。

食用方法： 一日三餐均可食用。

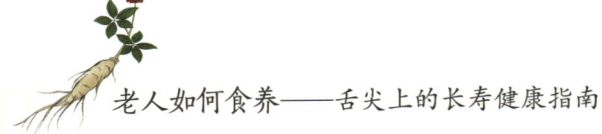

┌─────────────┐
│ 中医小贴士 │
└─────────────┘

干贝：始载于《中华本草》，别名瑶柱、干瑶柱、江瑶柱。其味甘、咸，性微温，归脾、胃、肾经。具有滋阴，养血，补肾，调中的功效。

萝卜：始载于《本草纲目》，别名莱菔、萝白、芦菔、荠根。其味甘、辛，性凉，归脾、胃、肺经。具有消食，下气，化痰，止血的功效。

药膳二

砂仁橘皮粥

对　　症： 适用于胸中呕咳，不喜饮食者。

功　　效： 健脾开胃，疏肝解郁。

食用药材： 砂仁10 g，橘皮5 g，粳米100 g。

烹饪方法： ①将粳米淘洗干净，砂仁碾碎，橘皮清洗干净备用；②将橘皮和粳米一起放进锅中，加入适量清水，用小火煮。待粳米表面开花时，加入砂仁末，熬5分钟即可关火食用。

食用方法： 一日三餐均可食用。

中医小贴士

砂仁：始载于《药性论》，其味辛，性温，归脾、胃、肾经。具有行气调中，和胃醒脾的功效。

橘皮：始载于《神农本草经》，别名陈皮、贵老、黄橘皮、红皮。其味辛、苦，性温，归脾、肺经。具有理气调中，燥湿化痰的功效。

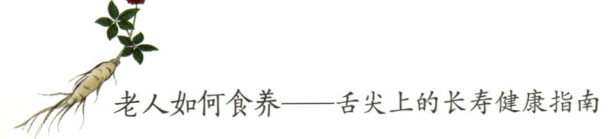

第九节　特禀质的药膳食疗

特禀质是由于先天禀赋不足和禀赋遗传等因素造成的一种特殊体质，包括先天性、遗传性的生理缺陷与疾病及过敏反应等。其中过敏体质者形体一般无特殊，先天禀赋异常者或有畸形，或有生理缺陷。特禀质者常因季节、气温变化而出现鼻塞、流涕、哮喘，皮肤出现紫红色瘀点，皮肤划痕症等，或经常在无明显诱因下出现腹痛、恶心、呕吐、腹泻等症状。其对特别季节和环境的适应能力差，易引发宿疾。

特禀质养生原则是益气固表、调养先天、培补肾精肾气、补脾益肺。建议从以下几个方面调养：

（1）起居方面：作息规律，保持充足的睡眠时间，不过度劳累。居室宜通风良好，室内清洁，被褥、床单常洗晒，远离过敏原。春季室外花粉较多时，减少室外活动，防止对花粉过敏。夏季易患光敏性过敏，注意防晒。不宜养宠物，以免对动物皮毛过敏。

（2）膳食方面：避免食用致敏食物，减少过敏发作机会。饮食宜清淡、均衡，粗细搭配适当，荤素配伍合理。宜食益气固表、补益肺脾、调理肺脾功能的食物，如山药、太子参、糙米、大米、香菇等。坚果类如核桃、杏仁、松子等，水果适合吃鸭梨、石榴、桑葚、葡萄、番茄。饮食应有节制，不要过饥过饱。忌生冷、辛辣、肥甘、油腻、腥膻、发物及含致敏成分的食物，如冷饮、浓茶、辣椒、牛羊肉、虾、蟹、鱼等。

（3）运动方面：积极锻炼，增强体质。运动不可过于激烈，可适当跑步，或进行太极拳、八段锦等运动。春季或季节交替时切勿长时间在野外锻炼，防止过敏性疾病的发作。

（4）情志方面：应避免紧张情绪，及时消除生活中不利事件对情绪的负面影响。保持乐观、开朗、积极进取，节制偏激的情感。

药膳一

固表粥

对　　症：适合过敏体质，易发皮肤过敏者食用。

功　　效：益气养血，脱敏。

食用药材：黄芪20 g，当归10 g，乌梅10 g，粳米100 g。

烹饪方法：黄芪、当归、乌梅放砂锅中加水煎开，再用小火慢煎成浓汁，取出药汁后，再加水煎开后取汁，用汁煮粳米成粥，加冰糖趁热食用。

食用方法：每日一次即可，尤其适宜春季食用。

中医小贴士

黄芪：始载于《神农本草经》，别名北芪、绵芪、黄蓍、百本等。其味甘，性温，归肺、脾经。具有补气升阳，利水消肿，益卫固表的功效。

当归：始载于《神农本草经》，别名干归、马尾当归、秦归、云归、西当归、岷当归。其味甘、辛，性温，归肝、心、脾经。具有补血活血，调经止痛，润肠通便的功效。

药膳二

玉屏风饮

对　　症：适宜表虚自汗、易发过敏性鼻炎者食用。

功　　效：益气固表止汗。

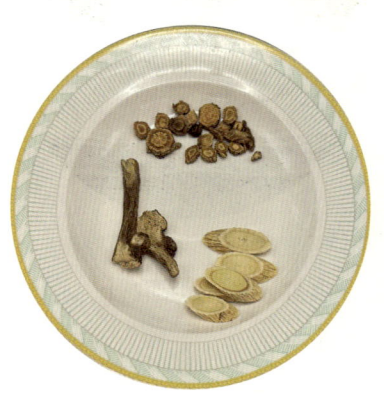 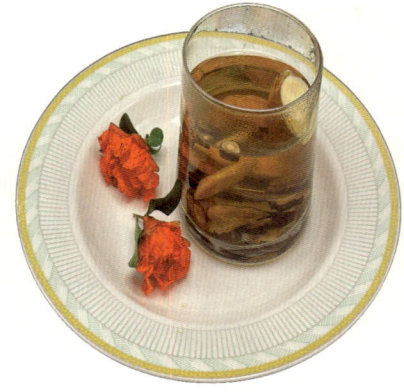

食用药材: 黄芪10 g，白术10 g，防风5 g，白糖适量。

烹饪方法: 将上药加水煎煮，稍加白糖调味。

食用方法: 代茶饮。

中医小贴士

白术 始载于《神农本草经》，别名於术、冬术等。其味甘、苦，性温。归脾、胃、三焦经。具有健脾补气，燥湿利水，止汗安胎等功效。注意阴虚燥渴，气滞胀闷者忌服。

防风 始载于《神农本草经》，别名铜芸、茴芸、茴草、屏风等。其味辛、甘，性微温，归膀胱、肝、脾经。具有祛风解表，胜湿止痛，止痉等功效。

第四章

二十四节气之中医膳食养生

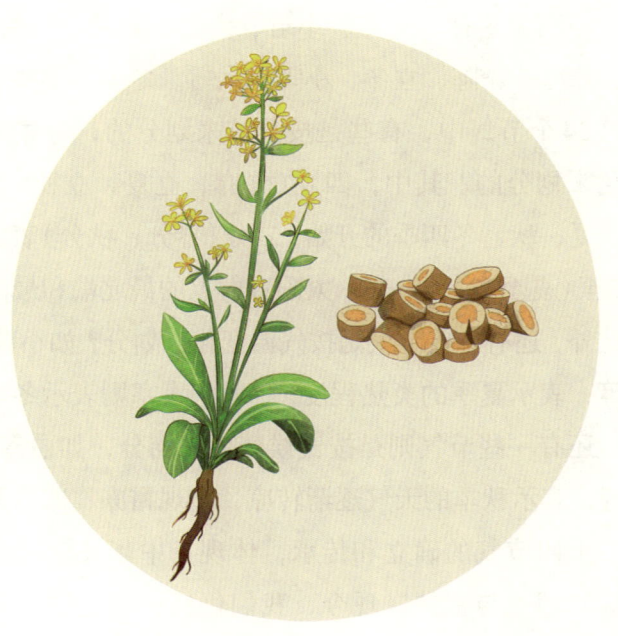

　　二十四节气是中国古代智慧的结晶，这些节气的形成与农耕文明的发展紧密相连。古人通过观察自然现象，如太阳的位置、天气变化、动植物的生长等，逐渐总结出了这些节气，以此来指导农业生产和社会生活。具体来说，一岁四时，春、夏、秋、冬各三个月，每月两个节气，二十四节气将太阳周年运动轨迹划分为24等份，每一等份为一个"节气"，统称"二十四节气"。二十四节气包括立春、雨水、惊蛰、春分、清明、谷雨、立夏、小满、芒种、夏至、小暑、大暑、立秋、处暑、白露、秋分、寒露、霜降、立冬、小雪、大雪、冬至、小寒、大寒。

　　这24个节气中，有些是按季节来划分的，有些则是按气候变化来划分的。其中，四立（立春、立夏、立秋、立冬）代表春、夏、秋、冬四季的开始；二分（春分、秋分）表示昼夜平分；二至（夏至、冬至）表示太阳直射点的最北端和最南端。

　　此外，还有一些节气是按气温变化来划分，如小暑、大暑、处暑等，表示夏季的炎热程度；小寒、大寒则表示冬季的寒冷程度。还有一些节气则是按气候变化来划分，如白露、寒露、霜降等，表示秋季的天气逐渐转凉，出现霜冻、冰冻等现象。

　　二十四节气的确立和传承，体现了中华民族对自然和生活的深刻理解与智慧。现今，我们仍然可以通过学习来传承二十四节气，更好地了解自然、顺应自然，实现人与自然的和谐共生。

第一节　立春

立春是中国传统的二十四节气之一，也是农历新年后的第1个节气，通常在每年2月3日或2月4日。"立"在这里表示"开始"，所以立春意味着春季的开始，气温、日照、降雨开始趋于上升、增多，但对于全国大部分地区来说，这只是春天的前奏，真正的春天还没有到来。在中医理论中，五季中"春季"与五脏中"肝"相对应，肝脏喜生发调达、尽情疏泄，所以立春养肝十分必要，这与春季万物复苏的特点相吻合。立春时节的中医养生主要包括以下几个方面：

（1）饮食调养：立春后应考虑春季阳气开始升发的特点，多吃些具有辛甘发散性质的食物，如香菜、韭菜、洋葱、芥菜、白萝卜、茼蒿、根芥菜、茴香、白菜、芹菜、菠菜等；随着气温的回升，人体新陈代谢逐渐旺盛，需要适量增加蛋白质的摄入，如鱼、瘦肉、豆类等；春季阳气初生，应少吃酸性食物，如醋、山楂等，以免损伤阳气；应避免食用过于油腻、辛辣的食物，以免助火生痰，损伤脾胃。

（2）生活起居：随着天气变暖，应经常开窗通风，保持室内空气新鲜，避免滋生细菌；立春时节，白天变长，夜晚变短，应顺应自然规律，早睡早起，养足精神；虽然立春后天气逐渐回暖，但早晚温差较大，仍需注意保暖，避免感冒；根据天气变化，适时增减衣物，避免过度穿衣导致身体出汗过多，耗伤阳气。

（3）适量运动：立春时节，天气适宜，应增加户外活动，如散步、慢跑、太极拳等，以舒展身体，提高抵抗力；但春季阳气初生，应避免剧烈运动导致大量出汗，损伤阳气。运动后要适当休息，避免过度劳累，以免影响身体恢复。

（4）情志调节：立春时节，万物复苏，人们的心情也应随之变得愉悦。保持心情舒畅有助于养肝护阳，促进身体健康；但春季气温多变，容易导致情绪波动，应尽量保持心态平和，避免情绪波动对身体产生不良影响，可与家人朋友多交流，分享彼此的喜怒哀乐，有助于缓解压力，保持心情愉悦。

膳食推荐

山药莴笋鸡肝汤

功　　效：调补气血、健脾益肾、补血养颜，适合身体虚弱、气血不足的女性食用。

食　　材：山药200 g，莴笋（青笋）150 g，鸡肝100 g，盐适量，味精适量，高汤500 mL，淀粉适量。

烹饪方法：①山药和莴笋去皮，洗净，切成条状。鸡肝洗净，切成片状备用。②将所有原料按照上述比例准备，确保每种原料的量都恰到好处，以保持汤的口感和营养价值。③将山药、莴笋、鸡肝分别放入沸水中焯一遍，去除杂质和异味。④在锅中加入适量底油，然后加入高汤，调味后下入焯好的食材。⑤翻炒几下后，用淀粉勾芡，使汤汁浓稠。⑥加入适量盐和味精，确保味道均衡，即可出锅。

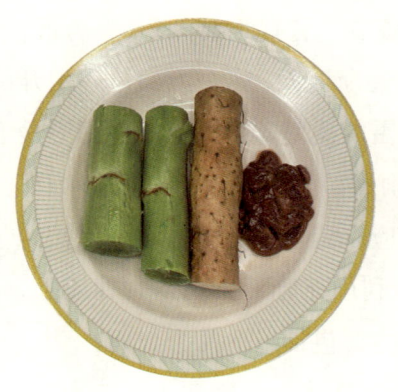
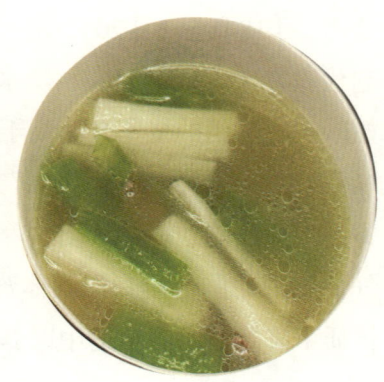

中医小贴士

山药：始载于《神农本草经》，别名薯蓣、山芋、怀（淮）山药、白药子、怀（淮）山。其味甘，性平，归脾、肺、肾经。具有补脾养肺，固肾益精的功效。

鸡肝：《名医别录》和《本草纲目》中分别记载"主起阴""疗风虚目暗"。其味甘，性温，归肝、肾、脾经。具有补肝肾，明目、养血等功效。

莴笋：《本草纲目拾遗》中记载"利九窍，通血脉，化痰涎，消食胀"。其味甘，性寒，入肺、胃经。具有清热化痰，利气宽胸功效。

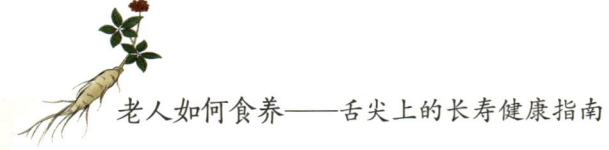
第二节 雨水

雨水是中国传统二十四节气中的第2个节气，通常在每年公历2月18日至2月20日前后。该节气名有两层含义：一方面，它代表着天气逐渐回暖，降水量逐渐增大；另一方面，降雪开始减少，降雨的概率开始高于降雪的概率。中医认为，脾胃是"后天之本""气血生化之源"。雨水节气多雨多湿，易影响脾胃的运化功能。因此，雨水养生应以调养脾胃为主，以保护元气。脾胃功能健全，则人体营养利用充分，反之则营养缺乏，体质下降。雨水时节的中医养生主要包括以下几个方面：

（1）饮食调养：五行中肝属木，味为酸，脾属土，味为甘。因此，在饮食上应少吃酸味食物，多吃甜味食物，如南瓜、红薯、山药、大枣、胡萝卜、黄瓜、冬瓜、梨、香蕉、鸡肉、蜂蜜等，以养脾气。此外，雨水时节还可以适当食用一些具有生发作用的食物，如韭菜、春笋、芽菜等；还应注意此时天气逐渐转暖，阳气生发，容易导致人体内热上升，因此在饮食上应避免食用过于辛辣、油腻的食物，多吃一些清淡、易消化的食物。

（2）生活起居：《黄帝内经》中提到"春三月……天地俱生，万物以荣，夜卧早起，广步于庭……此春气之应，养生之道也"。这意味着在春天，人们应该顺应大自然的气机，早睡早起，增加活动时间；雨水节气时，天气变化无常，时而温暖如春，时而寒冷如冬，即所谓的"倒春寒"，因此应注意保暖，避免感冒和湿气侵入体内；此外，雨水时节空气湿度较高，要保持室内通风干燥，避免潮湿环境滋生细菌、病毒等病原体。

（3）适量运动：雨水时节气候适宜，可进行适量的户外运动，如散步、慢跑、太极拳等，以增强体质、提高免疫力。但运动时要注意适度，避免过度运动导致身体疲劳、受伤等问题。

（4）情志调节：雨水时节万物复苏，人们应顺应自然规律，保持心情愉悦、舒畅，有助于疏肝理气、调和气血。要注意调节情绪，避免情绪波动过大，以免影响身体健康。

膳食推荐

党参山药薏米粥

功　效：健脾益气、祛湿、滋阴血、润肌肤。对于脾胃虚弱夹湿者，如食少便溏等症状，具有良好的调理作用。

食　材：党参10 g，山药、薏苡仁（薏米）各30 g，大枣10颗，粳米50 g。

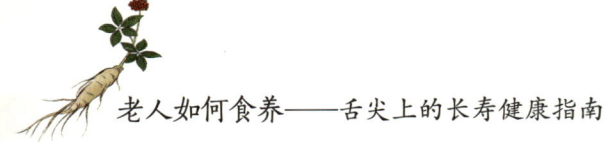

烹饪方法： ①将党参、山药、薏苡仁、粳米清洗干净，浸泡一段时间。②将所有食材放入锅中，加入适量水，武火煮沸后转文火慢慢熬煮。③粥出锅前10分钟加入大枣，煮至熟透即可。④根据个人口味，可以加入适量的糖调味。

⟨ 中医小贴士 ⟩

党参： 始载于《本草从新》，别名台参、野台参、潞党参、西党参。其味甘，性平，归脾、肺经。具有补中益气，养血生津的功效。

山药： 始载于《神农本草经》，别名薯蓣、山芋、怀（淮）山药、白药子、怀（淮）山。其味甘，性平，归脾、肺、肾经。具有补脾养肺，固肾益精的功效。

薏苡仁：《本草纲目》中记载"健脾益胃，补肺清热，祛风胜湿。炊饭食，治冷气。煎饮，利小便热淋"。具有健脾利湿、除痹止泻、清热排脓的功效。

大枣： 始载于《神农本草经》，别名壶、木蜜、干枣、美枣、凉枣。其味甘，性平，归脾、胃经。具有补中益气，养血安神等功效。

第三节　惊蛰

惊蛰是中国传统二十四节气中的第3个节气，通常在每年公历3月5日至3月6日。该节气最初的名字叫作"启蛰"，为避汉景帝刘启的名讳，后被改为惊蛰，标志着仲春时节的开始。中医理论认为春季主生发属木，而五脏之中肝属木行，春季与人体肝脏相对应，所以惊蛰时节的养生重点是养肝。如果肝气生发太过，容易导致头痛、眩晕、烦躁易怒、目赤肿痛等不适；如果肝气郁结，肝的疏泄功能减退，就会出现两胁肋部胀痛、心情郁郁不乐、沉闷欲哭等表现。面对这种人体肝阳之气渐升，阴血相对不足的情况，养生要顺应肝木升发之性，使自己的精神、情志、气血也如春天一样舒展畅达，生机盎然。惊蛰时节的中医养生主要包括以下几个方面：

（1）饮食调养：应当少吃酸味食物，多吃大枣、山药、燕麦等甘味食物，以健运脾胃。同时，可选择黑芝麻、黑豆、黑枸杞子等食物，补肾以养肝。惊蛰时节，尽管天气渐暖，但由于余寒未消，一方面要多吃些温热食物以温阳御寒，如韭菜、洋葱、大蒜、生姜、葱等，这些食物味甘、辛，性温，不仅可祛风散寒，而且能抑制春季病菌的滋生；另一方面，要避免食用过于油腻、辛辣、生冷的食物，以免损伤脾胃。

（2）生活起居：惊蛰时节，白昼变长，夜晚变短，应顺应自然规律，早睡早起，保证充足的睡眠时间；虽然气温逐渐回升，但早晚温差较大，应注意保暖，避免感冒；春季气温回升，空气湿度增大，应保持室内通风，避免潮湿环境滋生细菌；春季阳光充足，应勤晒被褥，杀灭细菌，保持干燥。

（3）适量运动：惊蛰时节，天气逐渐转暖，应适量增加户外活动，如散步、慢跑、太极拳等，有助于舒筋活络，增强体质；春季阳气升发，过度运动易导致阳气耗散，应根据个人体质和天气情况，合理安排运动量。

（4）情志调节：惊蛰时节，人体的阳气生发，容易出现情绪波动。人们应该注重情绪调节，保持心情愉悦，避免过度焦虑、抑郁等不良情绪的影响。

膳食推荐

香附茯苓山药鸡

功　　效：疏肝健脾、益气养阴。适用于肝气郁结、脾胃虚弱、食欲不振、体倦乏力等症状的调理。

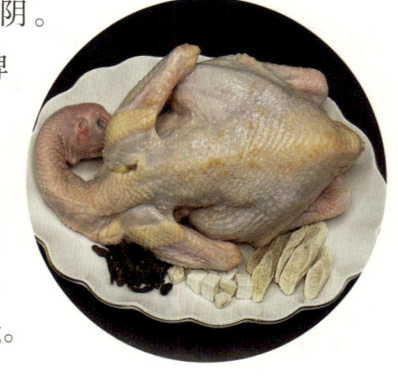

食　　材：香附15 g，茯苓15 g，山药30 g，鸡肉500 g。

烹饪方法：①将香附、茯苓用清水洗净，晾干备用。②山药去皮，洗净后切成小段。③鸡肉洗净，切块，用沸水焯去血水。④在砂锅中加入适量的清水，放入香附、茯苓、山药和鸡肉块。⑤用大火煮沸后，转小火炖煮1～2小时，直至鸡肉熟透。⑥加盐调味，即可食用。

中医小贴士

香附：《本草纲目》中记载"平而不寒，香而能散""气病之总司，女科之主帅也"。其味辛、微苦、甘，性平，归肝、三焦经。具有疏肝解郁，行气止痛之功效。

茯苓：《神农本草经》中记载"茯苓主胸胁逆气，忧恚惊恐，心下结痛，寒热烦满，咳逆，口焦舌干，利小便"。其味甘、淡，性平，归心、肺、脾、肾经。具有宁心安神，健脾，利水利湿，镇静，增加心肌收缩力，护肝利尿等功效。

山药：始载于《神农本草经》，别名薯蓣、山芋、怀（淮）山药、白药子、怀（淮）山。其味甘，性平，归脾、肺、肾经。具有补脾养肺，固肾益精的功效。

鸡肉：始载于《本草纲目》，别名丹雄鸡、烛夜。其味甘，性微温，归脾、胃经。具有温中补脾，益气养血，补肾益精的功效。

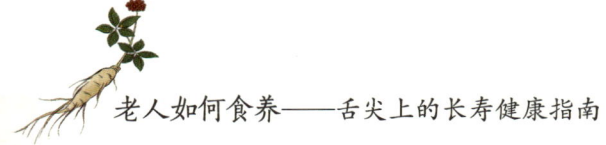
第四节　春分

春分是中国传统二十四节气中的第4个节气，通常在每年公历3月19至3月22日交节。春分的"分"有两层含义，一是"季节平分"，传统以立春到立夏之间为春季，春分正当春季三个月的中间，平分了春季。二是"昼夜平分"，春分这天，太阳直射地球赤道，昼夜等长。春分时节是一年中昼夜平分、阴阳平衡的时期，这个时期的养生重点在于调节体内的阴阳平衡，以及协调身体的各项功能。中医五行理论认为，肝属于"木"元素，与"春"相应而生，象征着万物的勃发。因此，春天又是养肝、护肝的最佳时节，尤其是春分的时候，更是顾肝的最好时机。春分节气的中医养生总原则可以概括为"平抑肝阳，健脾益气，育肾养阴"，并且强调保持阴阳平衡。春分时节的中医养生主要包括以下几个方面：

（1）饮食调养：春季是肝气旺盛的时候，春分时节的饮食应以辛、甘温之品为主，减少酸性食品的摄入，应进补甘平补脾的食物，如瘦肉、蛋类、牛奶、蜂蜜、豆制品等，以免导致肝气过盛，从而影响脾胃的健康；春分时节也是草木生长萌芽期，应遵循"春夏养阳"的原则，适当吃一些味辛性温、入肺经的食物，如葱、蒜、韭菜等，以温补阳气，助阳升发；春分时节阴阳二气势均力敌，要注重育肾养阴，保持身体的阴阳平衡，此时不宜吃过热或过寒的食物，以免破坏身体的阴阳平衡。

（2）生活起居：应遵循"晚睡早起"的习惯，早起不晚于上午7点即可，晚上11点入睡就属于晚睡的范畴。中午可适当午睡一会儿，以缓解春困，时间不宜过长，30分钟以内即可。此外，春分时节气温变化较大，应注意随气温添加衣服，穿衣宜上薄下厚，做好春捂，以增强体质。

（3）适量运动：春分时节，气温回暖，阳光灿烂，是增加户外活动的好时机。适当增加户外活动，如骑行、慢跑、放风筝、登山等，可以增强身体免疫力。但需注意，清晨和傍晚应尽量选择室内活动，以身体微微出汗为宜，动作建议以舒张伸展为主，如练习八段锦、太极拳等。

（4）情志调节：在春分时，人体血液充盈，激素水平相对较高，容易罹患非感染性疾病，如高血压，或血压波动大、过敏性疾病等。因此应特别注重平衡肝阳，保持心情舒畅、豁达，切忌抑郁恼怒，以维持肝气的正常活动。积极参与户外活动，如郊游、踏春等，沐浴在春光明媚之中，有助于疏肝理气，保持心情愉悦。

膳食推荐

杞豆排骨汤

功　效：调肝、补肾、明目。特别适合春季眼睛干涩、视物不清者食用。

食　　材：枸杞子20 g，黑豆30 g，猪排骨300 g，姜片、葱段、黄酒、盐各适量。

烹饪方法：①排骨冷水下锅，水开后除去浮沫。②另起锅，放入排骨、黑豆、枸杞子、姜片、葱段、黄酒、清水。③炖煮至排骨、黑豆酥烂，加少许盐调味即可。

中医小贴士

枸杞子：《本草纲目》中记载"枸杞补肾生精，养肝，明目，坚筋骨，去疲劳，易颜色，变白，明目安神，令人长寿"。其味甘，性平，入肝、肾经。具有滋补肝肾，养血明目，润肺生津等功效。

黑豆：《本草纲目》中记载"补肾气，调中下气，利水道，除热解毒"。其味甘，性平，归脾经、肾经。具有补肝肾，强筋骨，暖肠胃，明目活血，利水解毒的功效。

猪排骨：《本草备要》中记载"食之润肠胃，生津液，丰肌体，泽皮肤"。其味甘咸，性平，入脾、胃、肾经。具有滋阴壮阳，益精补血的功效。

第五节　清明

清明节是中国传统二十四节气中的第5个节气，在每年的公历4月5日前后。它标志着春季的正式开始，因节令期间"气清景明、万物皆显"而得名。清明时节，肝木过旺，容易克脾土，影响脾胃运化，导致情绪烦躁、食欲不振、痞满不适等症状。因此，此时养生应以调肝健脾为重点。清明时节的中医养生主要包括以下几个方面：

（1）饮食调养：应多吃"柔肝"的食物，如荠菜、山药、菠菜、韭菜、银耳、大枣等，以清补为主。同时，慎吃"生发"的食物，如竹笋、咸菜、鸡、海鱼等，以免助长肝阳。清明时节繁花盛开，树木葱郁，是花粉、昆虫引发过敏的高峰期，易出现流稀涕、打喷嚏、流眼泪等症状，甚至诱发或加重哮喘、肺炎等呼吸道疾病。因此，此时要做好肺脏保养，补益肺气。可多吃一些补肺之品，如百合、梨、萝卜等，也可用具有补肺气功效的中草药泡水喝。

（2）生活起居：清明时节，机体阳气开始从冬天的闭藏状态升发，达到最高阶段。此时，人们应顺应自然，夜卧早起，广步于庭，多呼吸新鲜空气，以帮助阳气增长。此外，宜穿宽松的衣服，让身体舒适自如，也有助于阳气的升发。

（3）适量运动：清明时节，天气适宜，适合进行适度的户外运动，如散步、慢跑、太极拳等，有助于舒筋活血，增强体质；运动时要注意适度，避免过度运动导致身体疲劳和受伤；运动后要及时补充水分和营养，保持身体水分和能量平衡。

（4）情志调节：可以通过冥想、瑜伽等方式调节情绪，保持心情舒畅；多亲近大自然，参与户外活动，有助于缓解压力，提高心情；与亲朋好友保持联系，分享彼此的心得和经历，有助于心理健康。

膳食推荐

山药芡实扁豆排骨汤

功　　效：健脾醒胃、祛湿。

食　　材：山药15 g，芡实15 g，炒薏苡仁15 g，炒扁豆15 g，黄芪12 g，白术10 g、猪排骨200 g。

烹饪方法：①扁豆、芡实、薏苡仁用锅炒至微黄。②猪排骨洗净血污并切块，山药、芡实、黄芪、白术用清水洗净。③将全部食材放进煲内，加入清水，先用武火煮沸，再用文火煲1.5小时。④加盐调味即可食用。

中医小贴士

山药：始载于《神农本草经》，别名薯蓣、山芋、怀（淮）山药、白苣子、怀（淮）山。其味甘，性平，归脾、肺、肾经。具有补脾养肺，固肾益精的功效。

芡实：《本草纲目》中记载"止渴益肾，治小便不禁，遗精白浊带下"。其味甘、涩，性平，归脾、肾经。具有益肾固精，补脾止泻，除湿止带的功效。

扁豆：《本草纲目》中记载"止泄泻，消暑，暖脾胃，除湿热，止消渴"。其味甘，性平，入脾、胃经。具有健脾和中、消暑化湿的功效。

炒薏苡仁：《本草纲目》中对其记载"健脾益胃，补肺清热，祛风胜湿"。具有健脾渗湿，除痹止泻，清热排脓的功效。

黄芪：始载于《神农本草经》，别名黄耆、王孙、绵黄芪，其味甘，性微温，归脾、肺经。具有补气升阳，益卫固表，利水消肿，脱毒生肌的功效。

白术：始载于《神农本草经》，别名於术、冬术等，其味甘、苦，性温，归脾、胃、三焦经。具有健脾补气，燥湿利水，止汗安胎等功效。注意阴虚燥渴，气滞胀闷者忌服。

猪排骨：《本草备要》中记载"食之润肠胃，生津液，丰肌体，泽之肤"。其味甘咸，性平，入脾、胃、肾经。具有滋阴壮阳，益精补血的功效。

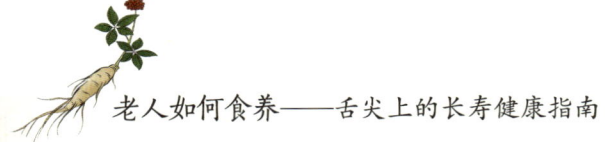
第六节 谷雨

谷雨是中国传统二十四节气中的第6个节气，每年在4月19日至4月21日。谷雨的字面意思是"雨生百谷"，意味着雨水增多，有利于各类农作物的生长，特别是谷物。谷雨节气的到来，标志着自然界由春季向夏季的过渡。谷雨时节，气温逐渐攀升，降雨量逐渐增多，湿度也逐渐增大。这些气候变化直接对人体生理功能产生影响。因此，谷雨时节的养生之道重在健脾祛湿、调理肝脏以及防风防潮。谷雨时节的中医养生主要包括以下几个方面：

（1）饮食调养：谷雨时节，降水增多，湿气增加，易湿邪困脾，建议食用健脾利湿的食物，如山药、芡实、薏苡仁、扁豆、赤小豆、冬瓜等。同时，应避免食用生冷肥腻之物，以免损伤脾胃，加剧湿邪。建议多食用当季蔬菜、水果，如韭菜、荠菜、菠菜、豆芽等，以清肺热、养脾阴、柔肝筋。

（2）生活起居：由于谷雨时节多雨潮湿，易受风湿邪气侵袭，应注意保暖，居室要保持通风干燥，避免湿气过重。同时，要注意个人卫生，保持身体各部位干燥，预防皮肤病。穿衣要避免"春捂"过度，衣服应适时增减，避免引起内火上升。

（3）适量运动：适当的运动可以促进血液循环，增强体质，提高机体对病邪的抵抗力。谷雨时节宜选择温和的运动方式，如散步、太极拳、瑜伽等，避免剧烈运动导致汗出过多，损伤阳气。在阳光明媚的早晨进行户外运动，可以提升身体阳气。

（4）情志调节：谷雨时期，肝脏气伏，心气逐渐旺盛。春季是肝木当令的季节，肝主疏泄，调畅情志。因此，谷雨时节应重视精神调养，保持心情愉快，避免抑郁情绪的出现，以利于肝气的顺畅。

膳食推荐

菊花鳝鱼

功　　效：补虚损，除风湿，强筋骨，对体虚乏力，风寒湿痹，痔疮等尤为适宜。

食　　材：鳝鱼500 g，菊花瓣30 g，火腿丝50 g，冬笋丝50 g，香菇丝30 g，姜片10 g，葱段15 g，盐适量，料酒20 mL，白胡椒粉适量，鸡汤300 mL，食用油适量。

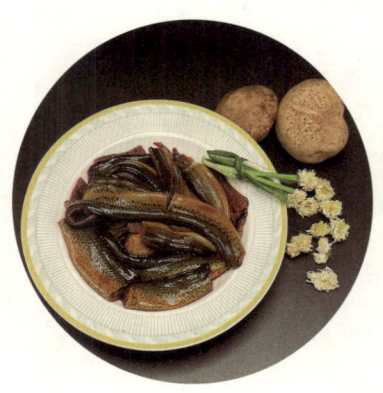
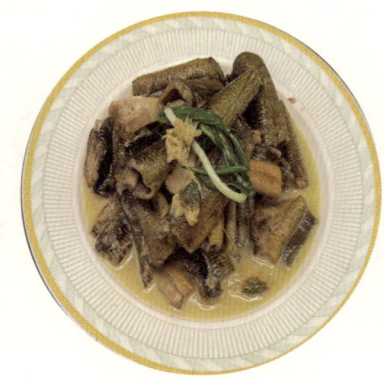

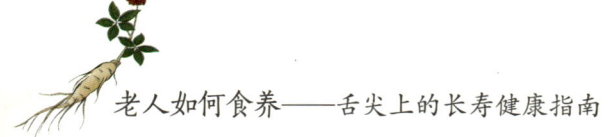

烹饪方法： ①鳝鱼去骨切段，用料酒、盐、白胡椒粉腌制10分钟。②锅中加入适量食用油，烧热后放入姜片、葱段爆香，加入鳝鱼段翻炒至变色。③加入火腿丝、冬笋丝、香菇丝继续翻炒，倒入鸡汤，小火炖煮10分钟。④加入菊花瓣，炖煮2～3分钟，至菊花瓣稍微软化即可。⑤加盐调味，出锅装盘，撒上少许白胡椒粉增香。

中医小贴士

鳝鱼： 始载于《本草纲目拾遗》，其味甘，性温，归肝、脾、肾经。具有补虚损，除风湿，强筋骨的功效。

菊花： 始载于《神农本草经》，其味辛、甘、苦，性微寒，归肺、肝经。具有疏散风热，清肝明目，平抑肝阳，解毒消肿的功效。

冬笋：《本草纲目拾遗》中记载，其作用被总结为"利九窍，通血脉，化痰涎，消食胀"，表明其具有开窍醒神，缓解血液瘀滞，化解体内痰湿，缓解胃肠胀满等不适症状。

香菇：《本草纲目》中记载"能益气不饥，治风破血，化痰理气，益味助食，理小便不禁"。其味甘，性平，归肝、胃经。具有扶正补虚，健脾开胃，祛风透疹，化痰理气，解毒，抗癌等功效。

第七节 立夏

立夏是中国传统二十四节气中的第7个节气，交节时间在每年公历5月5日至5月7日。它标志着春季的结束和夏季的开始，是万物生长的旺季。中医理论认为，"夏"对应于五脏的"心"，进入初夏时节，人们常感到浑身不适、头痛、失眠、倦怠等，所以，此时调理的重点是养心。立夏时节，中医膳食养生的整体原则主要包括"春夏养阳"和"养心"。立夏时节的中医养生主要包括以下几个方面：

（1）饮食调养：立夏时节气温逐渐升高，人体新陈代谢加快，饮食上应以清淡、易消化为主，避免过于油腻、辛辣的食物，以免加重胃肠负担；应增加新鲜蔬菜和水果的摄入，它们富含维生素、矿物质和膳食纤维，有助于清热解暑、生津止渴；中医认为，夏季阳气外泄，内里虚寒，适当食用酸味食物可以收敛固表，如山楂、乌梅等；而苦味食物多具清热泻火作用，但过量可能损伤脾胃，因此应适量减少；虽然夏季应以清淡为主，但仍需适量补充优质蛋白质，如鱼、瘦肉、豆类等，以维持身体的基本需求。

（2）生活起居：立夏后阳光逐渐强烈，应注意避暑防晒，避免长时间暴露在阳光下，以免中暑或晒伤；保持居住环境通风良好，避免潮湿和闷热，有助于预防疾病；保持规律的作息时间，早睡早起，避免熬夜，有助于养护阳气，提高身体抵抗力。

（3）适量运动：立夏时节应适量增加运动，如散步、慢跑、瑜伽等，有助于促进气血流通，增强体质；立夏时节气温高，应避免在高温时段进行剧烈运动，以免出汗过多、耗伤阳气；运动后要及时补充水分和盐分，以维持体内水电解质平衡。

（4）情志养生：应积极维护内心的愉悦与舒畅，并坚决避免烦躁、焦虑等不良情绪的侵扰。当遭遇不顺心之事时，我们需学会调控情绪，保持内心的平和与宁静。为此，可以倾听音乐、阅读书籍、冥想深思，这些活动均有助于我们放松心情，释放压力。此外，积极参与社交活动，与家人朋友深入交流，亦能有效缓解我们的压力，舒缓我们的情绪。

膳食推荐

立夏养心汤

功　　效：益气养心、行气化浊，尤其适合夏季气血不足、心神不宁的人群。

食　　材：党参15 g，百合10 g，酸枣仁10 g，大枣

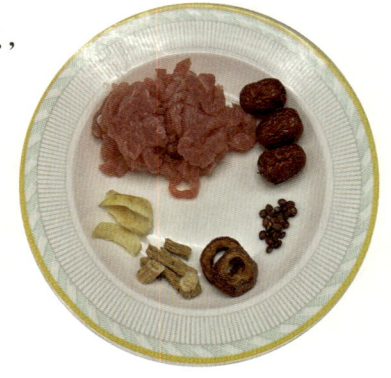

6颗，山楂10 g，猪瘦肉100 g。

烹饪方法： ①大枣洗净去核，猪瘦肉切块焯水，党参、百合、酸枣仁、山楂洗净。②将全部材料放入炖盅，加水适量，隔水炖1.5小时，最后加盐调味即可。

中医小贴士

党参： 始载于《本草从新》，别名台参、野台参、潞党参、西党参。其味甘，性平，归脾、肺经。具有补中益气，养血生津的功效。

百合：《本草纲目》中记载"润肺止咳，清心安神，补肾益精"。其味甘，性寒，归心、肺经。具有养阴润肺，清心安神等功效。注意风寒咳嗽者禁服。

酸枣仁：《名医别录》中记载"主烦心不得眠，脐上下痛，血转久泄，虚汗烦渴，补中，益肝气"。其味甘、酸，性平，归心、脾、肝、胆经。具有宁心安神，养肝敛汗的功效。

大枣： 始载于《神农本草经》，别名壶、木蜜、干枣、美枣、凉枣。其味甘、性平，归脾、胃经。有补中益气，养血安神等功效。

山楂： 始载于《神农本草经》，别名山里果、山里红、酸里红。其味酸、甘，性微温。归脾、胃、肝经。具有消食健胃，行气散瘀的功效。

猪瘦肉：《黄帝内经》中提到："……五畜为益，五菜为充。"其中，"五畜"就包括猪肉。具有补肾养血、滋阴润燥的功效。

第八节　小满

小满是中国传统二十四节气中的第8个节气。小满的名字有两层含义：一是与气候降水有关；二是与农作物的生长状态有关。在这个时候，夏熟作物的籽粒开始灌浆饱满，但还未成熟，只是小满，还未大满。小满通常在每年公历5月20日至5月22日。小满时节，天气渐热，暑气逼人，人体排汗增多。中医认为"气随汗脱"，过度出汗会使阳气耗散，因此要注意养护阳气；小满后天气炎热，雨水丰沛，人体一方面急需补充营养物质和津液；另一方面因暑、湿气候的影响易导致脾胃正气不足，胃肠功能紊乱；夏季心阳最旺，此时最适合养心。所以小满时节的中医养生应以养阳气、护脾胃、养心为主。小满时节的中医养生主要包括以下几个方面：

（1）饮食调养：饮食应清淡，以易消化、富含维生素的食物为主，宜增酸减苦，以补肾助肝、调养胃气；养心可多喝牛奶、多吃鸡肉、豆制品、瘦肉等；可以将绿豆、荷叶、莲子、芦根、扁豆等加入粳米中一并煮粥，凉后食用可起到健胃、祛暑的功效；同时，应慎食寒凉冰冷之物，以保护胃阳。

（2）生活起居：注意保持室内通风，使用空调或风扇等设备保持适宜温度，避免长时间处于高温环境；外出时做好防晒措施，如戴帽子、打伞等，避免长时间暴露在烈日下，防止中暑；保持规律的作息时间，避免熬夜，确保充足的睡眠，有助于身体恢复和调节。

（3）适量运动：立夏时节，天气适宜，可以适度增加运动量，如散步、慢跑、瑜伽等，有助于增强体质，提高免疫力；但也要避免高强度运动，以免过度消耗体力，导致身体疲劳。小满时节要适当进行运动，以促进气血流通，增强身体抵抗力。但运动时要注意避免中暑，尽量选择清晨或傍晚时段进行。

（4）情志调节：立夏时节，气温高，容易使人烦躁不安，尤其是本身就有高血压、冠心病等心血管疾病的老年人，容易出现胸胁胀满、心慌心烦、面红鼻赤、掌心发热等不适。因此需要保持愉快而稳定的情绪，切忌大悲大喜，以免影响身体健康，可以通过听音乐、阅读、旅行等方式来调节情绪，保持心情愉悦，有助于身体健康。

膳食推荐

参苓白术猪肚汤

功　效：健脾祛湿、益气养血，适合春季湿气较重、肝气旺盛时食用。

食　材：党参6 g，白术6 g，茯苓15 g，白扁豆15 g，猪肚250 g，姜、盐、米酒各适量。

烹饪方法：①猪肚洗净切块，在沸水中焯过。②茯苓、白术、白扁豆、生姜用清水洗净。③将全部食材放入汤煲内，加水约2 500 mL，煲滚后改用文火煲约1.5小时。④出锅前加盐调味即可。

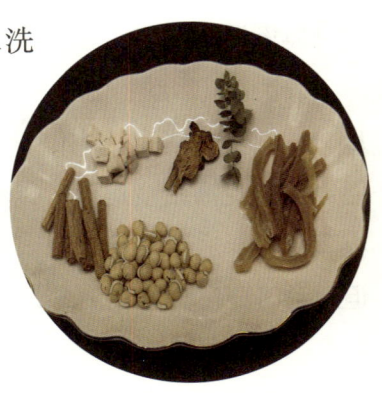

中医小贴士

党参：始载于《本草从新》，别名台参、野台参、潞党参、西党参。其味甘，性平，归脾、肺经。具有补中益气，养血生津的功效。

白术：始载于《神农本草经》，别名於术、冬术等。其味甘、苦，性温，归脾、胃、三焦经。具有健脾补气，燥湿利水，止汗安胎等功效。注意阴虚燥渴，气滞胀闷者忌服。

茯苓：《神农本草经》中记载"主胸胁逆气，忧恚惊恐，心下结痛，寒热烦满，咳逆，口焦舌干，利小便"。其味甘、淡，性平，归心、肺、脾、肾经。具有宁心安神、健脾、利水利湿、镇静、增加心肌收缩力、护肝利尿等功效。

白扁豆：《本草纲目》中记载豆"止泄泻，消暑，暖脾胃，除湿热，止消渴"。其味甘，性平，归脾、胃经。具有健脾和中，消暑化湿的功效。

猪肚《本草经疏》中记载"为补脾胃之要品，脾胃得补，则中气益"。其味甘，性温，归脾、胃经。具有补虚损，健脾胃的功效。

姜：《名医别录》中记载"主治伤寒头痛、鼻塞，咳逆上气，止呕吐"。其味辛，性微温，归肺、脾、胃经。具有解表散寒，温中止呕，化痰止咳等功效。

米酒：《本草纲目》中记载"行药势，杀百邪恶毒气"。具有温通血脉，舒筋活血的功效。

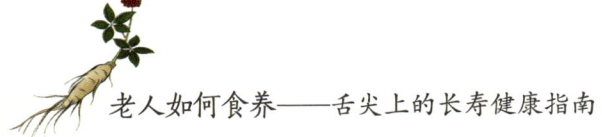
第九节　芒种

芒种是中国传统二十四节气中的第9个节气，也是夏季的第三个节气，标志着仲夏的开始。它通常出现在公历的每年6月5日左右。"芒"在这里指的是麦类等有芒作物成熟，"种"则是指谷黍类作物的播种。因此，"芒种"的字面意思是"有芒的麦子快收，有芒的稻子可种"。在芒种期间，气温会逐渐上升，雨量也会更加充沛，养生原则主要是清热祛湿，养心肺。芒种时节的中医养生主要包括以下几个方面：

（1）饮食调养：芒种时节，人体新陈代谢旺盛，易出汗，耗气伤津，因此饮食应以清淡、质软、易消化为主。建议多食用清热利湿的食物，如黄瓜、苦瓜、红豆、芹菜、芥蓝、绿豆、荷叶等。同时，适量食用酸性食物以调肝血，如酸味水果、食醋等；中医认为，湿属于阴邪，且脾喜燥恶湿，因此芒种时节要注意补益脾胃。建议减少寒凉食物的摄入，以免损伤脾胃功能。同时，可适当食用具有健脾作用的食物，如山药、扁豆、大枣等；适当增加苦味食物的摄入，如苦瓜、莲子心等，有助于清热解暑，促进食欲；芒种之时，气候闷热，人体出汗较多，容易导致体内水分不足，宜多喝水、汤粥、新鲜蔬果汁等，以补充足够的水分和营养；饮食不宜过咸、过甜，以免损伤脾胃功能，影响消化吸收。

（2）生活起居：芒种时节，由于气温升高和湿度增大，容易滋生细菌和病毒，因此要注意定期开窗通风，保持室内空气新鲜。芒种节气时，昼长夜短，可适当调整作息时间，早睡早起，避免熬夜，适当午休以补充体力和精神；穿着应以舒适、透气、吸汗为主，避免穿着过于紧身或厚重的衣物，以免加重身体负担。此外，芒种阳光强烈，紫外线辐射增强，出门时应做好防晒工作。

（3）适量运动：芒种时节，虽然天气炎热，但适当的运动有助于促进身体的新陈代谢、增强免疫力。建议选择清晨或傍晚时段进行运动，避免在中午时分进行剧烈运动。运动方式可以选择散步、慢跑、太极拳等轻度运动，避免过度出汗、损伤阳气。在运动后，要及时补充水分和营养，以保持身体的健康。

（4）情志调节：芒种时节，天气炎热，人体容易出现烦躁、易怒等不良情绪。因此，要保持心情愉悦、舒畅，避免情绪波动过大。可以通过听音乐、阅读、旅行等方式来放松心情、缓解压力。同时，也要注意调节情绪，保持平和、冷静的心态，有助于维护身体的健康。

膳食推荐

苦瓜炒鸡蛋

功　　效：清热消暑、养血滋肝。

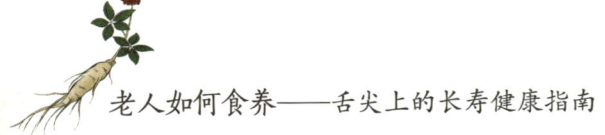

食　材: 苦瓜1根、鸡蛋2个、盐、
油、葱花各适量。

烹饪方法: ①将苦瓜洗净，对
半剖开，去籽，切
成细条，再切成小
碎丁；葱切末备用。
②鸡蛋打入碗中，搅拌
均匀，然后将切好的苦瓜丁
和葱末放入碗中，加入适量的盐，再次搅拌均匀。
③热锅加油，待油热后，将鸡蛋苦瓜混合物倒入锅
中，用铲子翻炒至熟，即可出锅。

中医小贴士

苦瓜: 其始载于《滇南本草》，别名锦荔枝、癞葡萄、红姑娘、
凉瓜、癞瓜。其味苦，性寒，归心、脾、肺经。具有清暑祛热，
解毒，明目等功效。

鸡蛋: 《食疗本草》中记载"主养心安神，补血，滋阴润燥"。
其味甘，性平，归肺、脾、胃经。具有养心安神，补血滋阴等
功效。

第十节　夏至

夏至是中国传统二十四节气中的第10个节气，通常在每年公历6月21日或6月22日。这一日，北半球的白昼达到全年最长，夜晚最短，因此得名"夏至"。夏至是一年中阳气由盛转衰的开始，体现了古人阳极阴生、周而复始、阴阳平衡的自然哲学智慧。夏至时节，首先，要顺应夏季阳盛于外的特点，注意保护阳气。阳气是人体生命活动的原动力，夏至时节阳气最旺，因此养阳气尤为重要。其次，夏至时节暑热兼夹湿邪，容易耗损人体的阳气和津液，因此要注意清暑热和祛湿浊。最后，夏至时节还要注意养心。中医认为"汗为心之液"，出汗过多易伤心阳，因此要避免过度出汗。夏至时节的中医养生主要包括以下几个方面：

（1）饮食调养：夏至时节气温高，人体容易出汗，失去水分和电解质，应选择一些具有清热解暑作用的食物，如西瓜、黄瓜、绿豆、薏苡仁等；夏季气候炎热，容易导致食欲不振，此时可以选择一些具有健脾开胃作用的食物，如山楂、陈皮、鸡内金等，以刺激胃液分泌，促进消化，增进食欲；夏至湿度较大，人体容易感到闷热不适，可以选择一些有利湿排毒作用的食物，如冬瓜、芹菜、鲫鱼等；夏至时节阳气旺盛，人体容易出汗耗气伤阴，因此应适当选择一些具有益气养阴作用的食物，如山药、枸杞子、鸭肉等，以滋补身体，增强免疫力。此

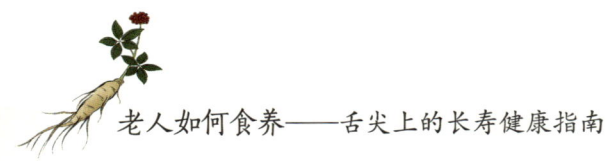

外，还应注意饮食卫生，避免过度贪凉，以免损伤脾胃。

（2）生活起居：夏至时节阳气最旺，要注意保护阳气，中医认为"汗为心之液"，出汗过多易伤心阳，因此要避免过度出汗；保持室内空气流通，避免长时间待在空调房内，以免过度依赖空调导致身体适应能力下降；晚上睡眠时，要注意保暖，避免受凉。此外，可以适当进行午休，以保持精力充沛。

（3）适量运动：夏至时节适合进行一些轻松舒缓的运动，如打太极拳、练瑜伽、散步等。这些运动可以调理气血，平衡身心，增强身体的抵抗力。同时，要避免在烈日下进行剧烈运动，以免中暑或者受伤。

（4）情志调节：夏至时节阳气最旺，容易使人情绪高涨，但也要注意保持心情平静，避免烦躁不安。可以适当进行一些放松身心的活动，如听音乐、阅读、旅游等，以缓解压力，调节情绪。

膳食推荐

三豆饮

功　　效：清热解毒，健脾利湿，利尿消肿。

食　　材：绿豆、黑豆、赤小豆各20 g，冰糖适量。

烹饪方法：①将豆子洗净，清水浸泡1小时。②将三豆放入锅中，加入适量清水，用大火烧滚后转小火慢煮1小时。③最后加入适量的冰糖调味即可。

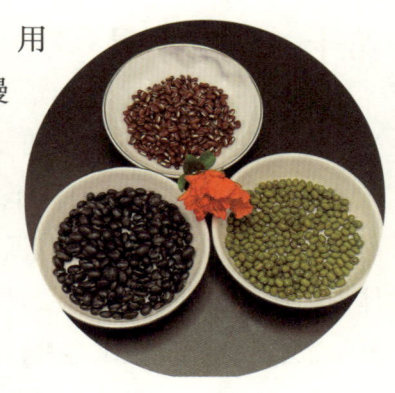

中医小贴士

绿豆：始载于《本草纲目》，别名青小豆、菉豆、植豆。其味甘，性寒，归心、胃经。具有清凉解毒，利尿明目的功效。

黑豆：《本草纲目》中记载"补肾气，调中下气，利水道，除热解毒"。其味甘，性平，归脾经、肾经。具有补肝肾，强筋骨，暖肠胃，明目活血，利水解毒的作用。

赤小豆：始载于《神农本草经》，别名赤豆、红豆、红小豆、米赤豆。其味甘、酸，性微寒，归心、小肠、脾经。具有利水消肿退黄，清热解毒消痈等功效。

第十一节　小暑

　　小暑是中国传统二十四节气中的第11个节气，通常在每年公历7月7日或7月8日。小暑之名源于气温的变化，表示酷暑即将来临。小暑时节，气温逐渐升高，人体容易出汗，耗伤体内的水分和津液，因此要注意清热解暑；小暑天气炎热，容易导致心烦意乱，失眠多梦，所以要注意养心安神。另外，小暑湿气渐重，容易导致脾胃功能减弱，出现食欲不振、腹胀腹泻等症状，对此要注意健脾祛湿。总之，小暑节气的中医养生原则是清热解暑，养心安神，健脾祛湿。小暑时节的中医养生主要包括以下几个方面：

　　（1）饮食调养：适量食用寒凉性的食物，如绿豆、冬瓜、苦瓜、西瓜等，有助于清热解暑，降低体温，也可以适当饮用一些清凉的茶饮，如菊花茶、薄荷茶等；若出汗多，易导致气阴两虚，因此应适当食用益气养阴的食物，如山药、百合、枸杞子、鸭肉等；出现食欲不振的情况时，可适当食用健脾开胃的食物，如山楂、麦芽、陈皮等；在炎热的气候中，人体容易出汗，导致体内水分丢失过多，因此应适当食用滋阴润燥的食物，如银耳、百合、梨等，以滋润身体，缓解干燥不适。此外，还应注意饮食卫生，避免食用不洁或者变质的食物，以免引发食物中毒等问题。同时，应避免过度食用油腻、辛辣的食物，以免加重身体负担，不建议过度食用冰镇过的食物，易损伤脾胃，导致湿邪泛滥，加重体内湿气。

（2）生活起居：小暑时节，昼长夜短，人体阳气旺盛，应顺应天时，调整作息时间，保证充足的睡眠。建议晚上11点前入睡，以养阴气；中午11点至13点可午休30分钟，以养阳气。此外，小暑时节气温高，人体容易出汗，要注意及时补充水分，避免脱水。同时，避免长时间暴露在高温环境下，以免中暑。

（3）适量运动：小暑时节，虽然天气炎热，但适量运动有助于促进新陈代谢，增强体质。建议选择早晨或傍晚气温相对较低时进行运动，如散步、打太极拳、游泳等。运动强度不宜过大，以免出汗过多导致阳气外泄。运动后可适量饮用淡盐水，以补充身体所需的水分和电解质。

（4）情志调节：小暑时节，气温升高，人们容易感到烦躁不安。中医认为，情志过激会损伤脏腑功能，影响身体健康。因此，在这个时节要注意保持情绪稳定，避免过度劳累和紧张。可以通过听音乐、阅读、绘画等方式来放松心情，缓解压力。同时，多与家人朋友交流沟通，分享彼此的喜怒哀乐，有助于舒缓情绪，保持心情愉悦。

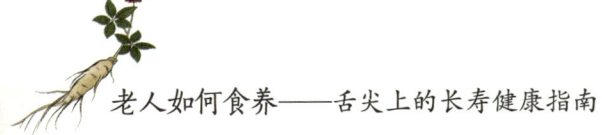
膳食推荐

益气养心粥

功　　效：健脾益气，养阴清心。

食　　材：太子参30 g，山药
　　　　　30 g，莲子30 g，粳
　　　　　米200 g。

烹饪方法：①将太子参、山药、
　　　　　莲子、粳米洗净同放
　　　　　入锅内；②加适量水同
　　　　　煮至米烂粥成，温热服食。

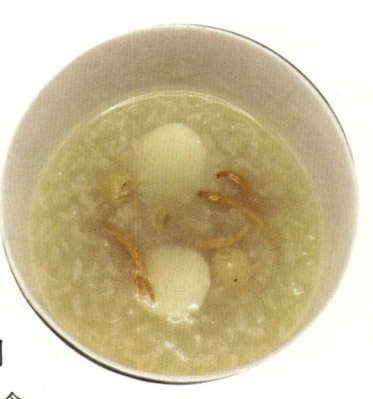

┌─────────────┐
│ 中医小贴士 │
└─────────────┘

太子参：《本草从新》中记载"大补元气"。其味甘苦，性微温，归心、脾、肺经。具有益气健脾，生津润肺，补益气血，增强免疫力，改善消化功能等功效。

山药：始载于《神农本草经》，别名薯蓣、山芋、怀（淮）山药、白药子、怀（淮）山。其味甘，性平，归脾、肺、肾经。具有补脾养肺，固肾益精的功效。

莲子：始载于《神农本草经》，别名藕实、水芝丹、莲实、莲蓬子、莲肉。其味甘、涩，性平，归脾、肾、心经。具有补脾止泻，益肾固精，养心安神的功效。

粳米：始载于《名医别录》，别名大米、白米、稻米。其味甘，性平，归脾、胃、肺经。具有健脾益气，和胃除烦，止泻止痢的功效。

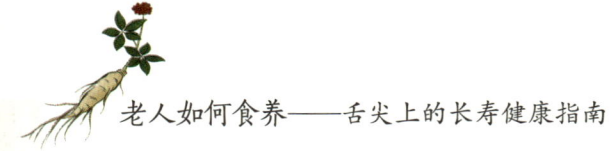

第十二节　大　暑

大暑是中国传统二十四节气中的第12个节气，通常在每年7月22日或7月23日左右，也是夏季的最后一个节气，处于三伏天的中伏前后，是一年中日照最多、气温最高的时期，全国多地可能出现35℃以上的高温天气。大暑节气是夏季最炎热的时期，中医认为此时阳气最盛，人体容易出汗、耗气伤阴。因此，大暑节气的中医养生总的原则是"清热解暑，养阴生津"。大暑时节的中医养生主要包括以下几个方面：

（1）饮食调养：饮食应以清淡、易消化为主，避免食用过于油腻、辛辣的食物，多食用一些具有清热解暑作用的食物，如绿豆、冬瓜、黄瓜、西瓜、荷叶等。此外，大暑时节，人体出汗较多，容易导致体内阴液不足，出现口干、舌燥、皮肤干燥等症状。因此，养生要注重养阴生津，多食用一些具有滋阴润燥作用的食物，如百合、银耳、梨、藕、莲子等；大暑时节，天气炎热，人们容易食欲不振，宜适当选择一些具有健脾开胃作用的食物，如山楂、麦芽、陈皮等。

（2）生活起居：大暑时节，应注意防暑降温，保持室内通风，避免长时间在烈日下劳作。老人及体质虚弱者，应避免在正午烈日下出门，以免中暑。同时，要保持充足的睡眠，避免熬夜劳累，以养护阳气。此外，还应注意个人卫生，勤洗澡、勤换衣，保持皮肤清洁干燥，预防皮肤病的发生。

（3）适量运动：大暑时节，虽然天气炎热，但仍可适量进行运动，以增强体质，提高免疫力。可选择在清晨或傍晚时分，进行散步、慢跑、打太极拳等轻度运动，以微微出汗为度。同时，也可进行一些室内运动，如瑜伽、健身球等，以调和气血，舒筋健骨。但应避免在烈日下进行剧烈运动，以免耗伤气阴，引发中暑。

（4）情志调节：大暑时节，天气炎热，人们容易感到心烦意乱、精神疲惫，这对健康是不利的。因此，应注重情志调节，保持心情愉悦，避免烦躁、焦虑等不良情绪的产生。可通过听音乐、阅读、钓鱼、绘画、书法等活动，达到安定神志、调养心气的目的。同时，要保持乐观向上的心态，积极面对生活，以增强身体的抵抗力。

膳食推荐

荷叶粥

功　　效：清热解暑，生津止渴。

食　　材：新鲜荷叶、粳米、冰糖。

烹饪方法：将新鲜荷叶洗净，剪成小块，放入锅中加水煮沸15分钟，去渣取汁。将粳米洗净，加入荷叶汁中，加适量水，煮至米烂粥稠，加入冰糖调味即可。

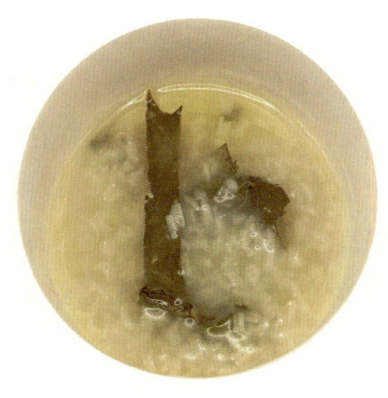

中医小贴士

荷叶：《本草纲目》中记载"升发阳气，去脂瘦身"。其味苦，性平，归肝、脾、胃经。具有清热解暑，升发清阳，凉血止血的作用。

第十三节　立秋

立秋是中国传统二十四节气中的第13个节气，标志着秋季的开始，通常在每年公历8月7日或8月8日。立秋是一个重要的转折点，象征着炎热夏季的结束和凉爽秋季的来临。立秋是秋季的起始，标志着阳气渐收，阴气渐长，在这由阳盛逐渐转变为阴盛的时期，中医养生主张以"养收"为原则。立秋时节的中医养生主要包括以下几个方面：

（1）饮食调养：立秋时节，天气逐渐转凉，空气变得干燥，容易导致人体津液不足，出现口干、皮肤干燥等症状。因此，饮食上应以润燥养阴为主，多食用具有滋阴润燥作用的食物，如梨、藕、百合、银耳、萝卜、蜂蜜等；虽然立秋是进补的好时机，但要根据个人体质和实际情况来选择合适的补品。对于体质虚弱、气血不足的人，可以适当进补，但对于体质较好、阳气旺盛的人，则不宜过度进补，以免导致身体不适。此外，进补时要注意选择清淡、易消化的食物，避免过于油腻、辛辣的食物。可以适当增加蛋白质的摄入，如鱼、瘦肉、豆类等，以补充夏季的消耗。同时，要多吃新鲜蔬菜和水果，以补充维生素和矿物质。此外，要注意避免暴饮暴食，以免损伤脾胃。

（2）生活起居：立秋后，天气逐渐转凉，应开始"早卧早起，与鸡俱兴"。晚上9点到10点入睡，早晨5点到6点起床较为适宜。要注意防寒保暖，尤其是早晚温差较大时，避免贪凉，夜温低时要增加衣被，室内温湿度要适宜，保持室内空气流通、新鲜。

（3）适量运动：立秋后是开展各种运动锻炼的好时期。但运动量不宜过大，宜选择轻松平缓的项目，如登山、步行、打太极拳等。这些运动可以增强人体的呼吸和血液循环功能，提高身体素质，增强抗病能力。同时，冷水浴也是秋季保健的一种好方法，但要根据个人体质和气温情况逐渐适应。

（4）情志调节：秋季是养肺气的时候，肺主气司呼吸，在志为忧。因此，要注意调节情绪，保持神志安宁，心情舒畅。尤其要避免过度悲伤和抑郁情绪，可以培养乐观的情绪，如静想收获累累的愉悦等。

膳食推荐

雪梨蜂蜜汁

功　　效：清热润肺、化痰止咳、生津止渴、改善便秘和美容养颜。

食　　材：雪梨1个（约300 g），蜂蜜2勺（约30 g）。

烹饪方法：①将雪梨洗净，去皮去核，切成小块。②将雪梨块放入搅拌机中，搅拌成雪梨泥。③将搅拌好的雪梨泥倒入杯中，加入适量蜂蜜搅拌均匀即可。

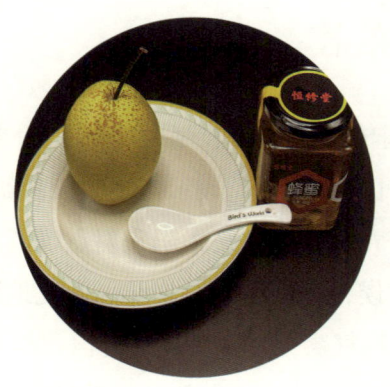

中医小贴士

雪梨:《千金食治》中记载"除客热气,止心烦"。其味甘,性寒,归入肺、胃经。具有生津润燥,清热化痰之功效。

蜂蜜:《本草纲目》中记载"和营卫,润脏腑,通三焦,调脾胃"。其味甘,性平,归肺、脾、大肠经。具有补中,润燥,止痛,解毒的功效。

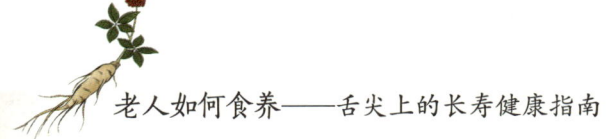
第十四节　处暑

处暑是中国传统二十四节气中的第14个节气，"处"为躲藏、终止之意，因此"处暑"表示炎热暑天的结束。处暑时节，气温开始走低，背后的原因是太阳直射点继续南移，太阳辐射减弱，在这个时候，中国东北、华北、西北地区的雨季开始结束，进入了"秋高气爽"的美好天气阶段。然而，南方地区可能会再次感受到高温天气，也就是所谓的"秋老虎"。处暑时节，气温逐渐降低，空气湿度减少，容易出现秋燥现象。中医认为，秋季是肺的主令，肺喜润恶燥，因此要注意保持身体的水分，避免过度出汗和失水。另外，处暑气温变化大，人体新陈代谢逐渐减缓，容易出现气血不和的情况。中医认为，气血是人体生命活动的基础，要保持身体健康，必须保持气血的畅通和平衡。所以，处暑节气的中医养生原则是养阴防燥、调和气血。处暑时节的中医养生主要包括以下几个方面：

（1）饮食调养：处暑时节，气候逐渐干燥，宜多食用具有滋阴润燥作用的食物，如藕、山药、菱角、红薯、土豆等。此外，处暑时节还应适量增加咸味食物的摄入，如荸荠、沙葛等，以顺应秋季的收敛之性。同时，要减少辛味食物的摄入，如姜、葱、蒜、韭菜等，以防秋燥伤肺。多吃新鲜食物，如银耳、百合、莲子、蜂蜜、糯米、芝麻、豆类及奶类等清润食品，以润肺防燥。

（2）生活起居：处暑是暑气结束的时节，在这个时候，自然界的阳气由疏泄趋向收敛，人体内阴阳之气的盛衰也随之转换，因此处暑过后，可早睡以养阴，早起以养阳。中午可适当午睡，除了缓解"秋乏"之外，还可以养心安神，健脾益肾，增强免疫力；晚上气温较低，要适时增加衣物，以免着凉。保持室内空气流通，避免长时间待在空调房内，以防感冒。

（3）适量运动：处暑时节，虽然气温逐渐下降，但仍可进行适量的运动，如散步、练瑜伽、打太极拳等。运动有助于促进身体代谢，排出体内多余的热量和代谢废物，增强身体抵抗力。同时，运动时要注意适度，避免过度劳累导致身体损伤。

（4）情志调节：处暑时节，秋意渐浓，人们容易产生悲伤的情绪。因此，要注重情志调节，保持积极乐观的心态。可通过听音乐、练习书法、钓鱼等方法来安神定志，消除紧张、焦虑等不良情绪。同时，多与亲朋好友交流，分享彼此的喜怒哀乐，有助于缓解心理压力。

膳食推荐

松花山药生地粥

功　效：滋阴润燥、益气和中、清余热、复正气。

食　材：生地黄20 g，山药20 g，破壁松花粉3 g，粳米50 g，

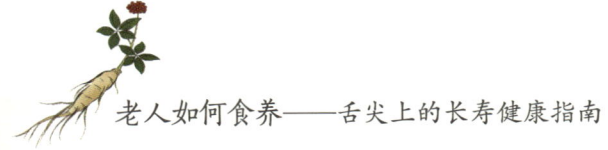

冰糖适量。

烹饪方法：①先将生地黄用水浸
泡15分钟，大火烧
开，文火煎煮15分
钟，去渣留汁，然
后放入粳米、山药煮
粥。②粥将成时加适量
冰糖，稍煎待溶即成。食用
之前放破壁松花粉。

〔中医小贴士〕

生地黄：《本草从新》中记载"治血虚发热，常觉饥馁、倦怠嗜
卧……"其味甘、苦，性寒，归心、肝、肾经。具有滋阴清热，
凉血补血的功效。

松花粉：《本草纲目》记载"润心肺，益气，除风止血"。

山药：始载于《神农本草经》，别名薯蓣、山芋、怀（淮）山药、
白药子、怀（淮）山。其味甘，性平，归脾、肺、肾经。具有
补脾养肺，固肾益精的功效。

第一五节　白露

白露是中国传统二十四节气中的第15个节气，通常在每年公历9月7日至9月9日交节，它标志着天气逐渐转凉，白昼阳光尚热，但太阳落山后，气温便会迅速下降，使得夜间空气中的水汽遇冷凝结成细小的水滴，非常密集地附着在花草树木的茎叶或花瓣上，呈现白色，由此得"白露"之美名。白露时节气候以凉、燥为主，中医认为"肺为娇脏，其位最高，不耐寒热"，且肺"喜润而恶燥"，最易受燥邪伤害。白露时节早晚气温较低，应注意勤添衣，避免暴露关节部位，以防寒气瘀阻关节。所以，白露时节中医养生的原则应以养肺润燥、保暖避寒为主。白露时节的中医养生主要包括以下几个方面：

（1）饮食调养：应以滋阴润肺、益气养阴为主，同时也要注重补水防秋燥。建议多吃一些当季的新鲜水果蔬菜，如梨、葡萄、香蕉、橘子、大枣、黄瓜、萝卜、蕃茄等，以补充身体所需的水分和营养。此外，还可以适量食用一些具有滋阴润肺、益气养阴作用的食物，如银耳、莲子、大枣、芝麻、糯米、粳米、蜂蜜、牛奶等。同时，要注意避免过度食用辛辣、燥热的食物，如辣椒、花椒等，以免加重秋燥的症状。

（2）生活起居：应注意保暖避寒，尤其是早晚温差较大的时侯，要及时增减衣物，避免感冒。同时，要保持室内空气流通及适宜的室温和湿度，避免过于干燥或潮湿。此外，还要注意保持充足的睡眠时间，避免熬夜，养成良好的作息习惯，有助于身体的健康和养生。

（3）适量运动：适当的运动可以促进身体的新陈代谢，增强身体的免疫力，缓解秋乏的症状。建议选择适合自己的运动项目，如慢跑、打太极拳、练瑜伽等，以放松身心、促进气血运行为主。同时，要注意运动量的适度，避免过度运动导致身体疲劳或受伤。

（4）情志调节：秋季气候干燥，容易使人感到烦躁、焦虑等情绪，而这些情绪会对身体健康产生不良影响。因此，要注意保持心情愉悦、情绪稳定，可以通过听音乐、阅读、旅游等方式来放松身心、缓解压力。同时，要保持良好的人际关系，多和亲朋好友交流、互动，增强社交支持，有助于身心健康。

膳食推荐

人参百合粥

功　　效：益气滋阴、润肺安神，适用于神经衰弱、癔症、慢性支气管炎、肺气肿等症状。

食　　材：人参3 g，百合15～25 g，粳米50 g，冰糖适量。

烹饪方法：①人参研末，百合剥皮去须，洗净切碎。②将人参、百合与粳米同入砂锅，加水适量，以文火煮粥。③待粥将熟时，加入冰糖，搅匀稍煮片刻即可。

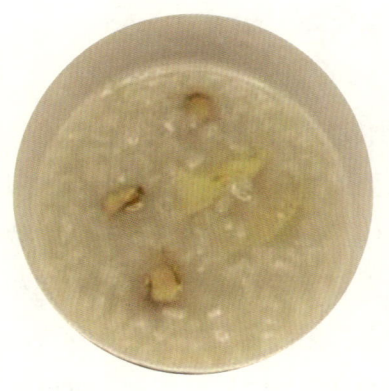

中医小贴士

人参：《神农本草经》中记载"补五脏，安精神，定魂魄，止惊悸，除邪气，明目，开心益智"。其味甘、微苦，性平，归脾、肺、心经。具有温阳，补气，固心，止血等功效。

百合：《本草纲目》中记载"润肺止咳，清心安神，补肾益精"。其味甘，性寒，归心、肺经。具有养阴润肺，清心安神等功效。注意风寒咳嗽者禁服。

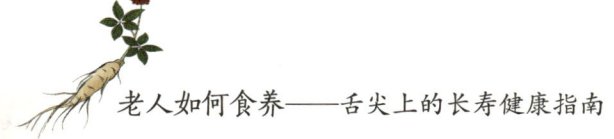

第十六节　秋分

秋分是中国传统二十四节气中的第16个节气，通常发生在每年9月22日至9月23日。在这一天，太阳直射地球的位置恰好处于赤道，使得全球各地的日夜时间大致相等，因此得名"秋分"。秋分标志着秋季的中期，昼夜时间相等，阴阳开始转变，阴气逐渐增强，阳气逐渐衰退。在这个时候，应遵循阴阳平衡的原则，使身体达到"阴平阳秘"的状态。秋分时节的中医养生主要包括以下几个方面：

（1）饮食调养：由于秋分时节天气干燥，人体容易出现皮肤干燥、口干咽燥等症状，可以适量食用一些具有滋阴润燥作用的食物，如山药、百合、白萝卜、梨、荸荠等。同时，要减少辛辣、油腻食物的摄入，以免加重体内积热。秋分过后，气候逐渐转凉，脾胃会变得敏感，容易受到寒凉之气的侵袭，导致腹胀、腹泻等病症，因此保护脾胃也是秋分时节的重要养生原则，要注意做好脾胃的保暖工作，及时增加衣物，避免过食生冷、油腻的食物，以保护脾胃的健康。

（2）生活起居：秋分时节应保证充足的睡眠，尤其是晚上11点到凌晨1点的子时，建议提前准备休息。此外，中午也应适当午睡，以补充阳气，防止秋乏。同时，要注意保暖，及时增加衣物，避免寒凉之气入体，引发肠胃病症。此外，还要保持室内空气流通，避免过度干燥，引发上火。

（3）适量运动：秋分时节，运动量不宜过大，以免出汗过多，耗损阳气。建议选择轻松缓和的运动方式，如打太极拳、散步、快步走等。

（4）情志调节：秋分时节人们容易产生抑郁情绪，因此要保持积极乐观的心态，及时释放不良情绪。可以通过多晒太阳、增加户外锻炼、培养兴趣爱好等方式来调节情绪。此外，"常笑宣肺"，经常笑一笑也有助于调节情绪，改善呼吸功能。

膳食推荐

山药百合大枣粥

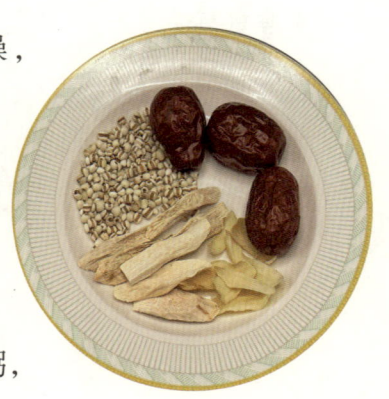

功　　效：补脾和胃，清热润燥，健脾和胃，滋阴养胃。

食　　材：山药90 g，百合40 g，大枣15颗，薏苡仁30 g，粳米适量。

烹饪方法：将山药、百合、大枣、薏苡仁、粳米洗净煮粥，每日2次服用。

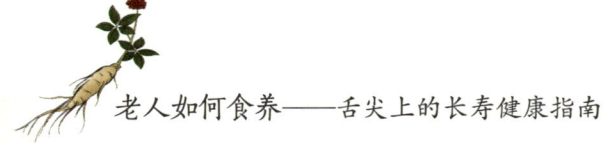

中医小贴士

山药：始载于《神农本草经》，别名薯蓣、山芋、怀（淮）山药、白药子、怀（淮）山。其味甘，性平，归脾、肺、肾经。具有补脾养肺，固肾益精的功效。

百合：《本草纲目》中记载"润肺止咳，清心安神，补肾益精"。其味甘，性寒，归心、肺经。具有养阴润肺，清心安神等功效。注意风寒咳嗽者禁服。

大枣：始载于《神农本草经》，别名壶、木蜜、干枣、美枣、凉枣。其味甘，性平，归脾、胃经。其有补中益气，养血安神等功效。

薏苡仁：始载于《神农本草经》，别名苡仁、苡米。味甘、淡，性凉，归脾、胃、肺经。具有利水渗湿，健脾止泻，除痹，排脓，解毒散结等功效。

第十七节　寒露

寒露是中国传统二十四节气中的第17个节气，通常在每年公历10月7日至10月9日，它的气温比白露时更低，在寒露节气前后，昼夜温差逐渐增大，白天气温较高，夜晚气温较低，容易引发感冒和其他疾病。随着秋季的深入，天气逐渐干燥，人体容易出现皮肤干燥、口干咽燥、便秘等症状。因此，寒露节气要注重滋阴润燥，保持体内的水分和营养平衡。另外，寒露节气气温逐渐下降，人体阳气渐弱，脾胃功能也会相应减弱。因此，要注意温补脾胃，增强脾胃的运化功能，提高身体的抵抗力。寒露时节的中医养生主要包括以下几个方面：

（1）饮食调养：寒露时节宜食用一些具有滋阴润燥作用的食物，如梨、藕、百合、萝卜等来保持身体的水分平衡，缓解干燥症状；寒露节气后，天气逐渐转凉，人体的阳气逐渐收敛，容易出现肺燥、胃寒等症状，所以应食用一些具有养肺护胃作用的食物，如山药、枸杞子、大枣、南瓜等来调理肺胃功能，增强身体抵抗力；还可食用一些温补食物，如龙眼肉、大枣、核桃、羊肉等，以温补身体阳气，提高身体抗寒能力；辛辣食物容易耗伤人体阴液，导致上火、口干等症状，因此应避免辛辣食物，尤其是辣椒、姜、蒜等刺激性较强的食物，以免加重身体的不适症状。

（2）生活起居：寒露是最早出现"寒"的节气。寒露时节阳

107

气渐退，阴气渐生，寒冷是百病之源，所以寒露时节要注意保暖。头颈部易受寒气侵袭，会导致感冒、咳嗽、头痛等不适。寒露之后系条围巾可以有效保暖颈部。老年人阳气渐衰，时常用搓热的双手捂在腰眼上有很好的温热作用。"百病从寒起，寒从脚下生"，做好脚部保暖也很重要。同时，要保持室内空气湿润，避免过度使用空调、暖气等设备导致室内干燥。此外，要注意早睡早起，顺应阳气的收敛和沉降，保证充足的睡眠时间，以养精蓄锐。

（3）适量运动：寒露时节，适量的运动能够增强身体免疫力，预防感冒等疾病。建议选择缓和的运动方式，如健走、慢跑、打太极拳等，避免剧烈运动导致身体受伤。同时，运动时要注意保暖，避免感冒。

（4）情志调节：寒露时节，天气渐冷，日照减少，人们容易出现情绪不稳、伤感、忧郁等情绪。因此，需要注意调节情绪，保持心情平静、乐观，避免过度忧郁和紧张。可以通过听音乐、阅读、旅行等方式来放松心情，缓解压力。

膳食推荐

沙参玉竹老鸽汤

功　　效：滋阴益气，清热解毒，润肺养肺，生津润燥。

食　　材：老鸽1只（约500 g），沙参20 g，玉竹20 g，杏仁10 g，猪瘦肉200 g，姜2片，水8碗，盐适量。

烹饪方法：①将老鸽剖洗干净，去除内脏。老鸽可整只，也可斩块，然后放进开水锅内焯过，洗去血水，沥干待用。②洗净沙参、玉竹，备用。③猪瘦肉斩小块，备用。④将以上备料与姜片一同放进砂锅内，加盖大火烧沸，改用小火煨约1.2小时，加适量盐调味即可。

[中医小贴士]

鸽曰：唐代《食疗本草》记载具有滋补肝肾，益精血，补气血，解毒排脓等功效。民间亦有"一鸽胜三鸡"的说法，表示鸽子的营养价值很高。

沙参：始载于《神农本草经》，别名白沙参、泡沙参、土人参。其味甘，性微寒，归肺、胃经。具有养阴清肺，益胃生津，化痰益气等功效。沙参有南沙参和北沙参之分，两者功效基本相习，但前者偏于润肺祛痰，后者偏于养胃生津，故可根据需要而分别选用。

玉竹：始载于《神农本草经》。其味甘，性微寒，归肺、胃经。具有养阴，润燥，除烦，止渴的功效。

第十八节 霜降

霜降是中国传统二十四节气中的第18个节气，是秋季的最后一个节气，通常在每年公历10月23日左右，是秋季到冬季的过渡节气，在这个节气期间，早晨和晚上温度较低，容易形成霜冻、冰冻等现象，白天温度稍微回升，但仍然比较寒冷。《黄帝内经·素问·四气调神大论篇》记载"圣人春夏养阳，秋冬养阴"，表明在秋冬季节，人体应侧重于养阴，以适应气候的变化。在中医养生中，霜降节气是调养脾胃的最佳时期，民间有"补冬不如补霜降"的说法，意味着在霜降时节进行适当的滋补，可以为冬季的健康打下良好的基础。霜降时节的中医养生主要包括以下几个方面：

（1）饮食调养：霜降时节，天气逐渐寒冷，人体需要更多的热量来保暖。因此，饮食应以温热为主，适当增加高蛋白质、高脂肪的食物，如羊肉、牛肉、鸡肉等。同时，要注意补充维生素和矿物质，多吃新鲜的蔬菜和水果，如苹果、梨、白菜等。此外，还可以适当食用一些具有滋阴润燥、养肺益胃的食物，如蜂蜜、芝麻、核桃等。在烹饪方面，可以选择炖、煮、蒸等烹饪方式，以保持食物的营养成分和口感。同时，要避免食用过于辛辣、油腻、生冷的食物，以免损伤脾胃和肺气。

（2）生活起居：要注意保暖，避免感冒。建议早睡早起，保证充足的睡眠时间，以养足阳气。在室内要保持适宜的温度

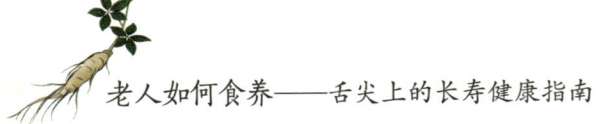
和湿度，避免过于干燥或潮湿。

（3）适量运动：可以选择一些室内运动，如练瑜伽、打太极拳、跳健身操等，以提高身体免疫力和抵抗力。在户外运动时，要选择合适的时间和地点，避免在过于寒冷或风大的天气时运动。此外，运动前要做好热身活动，避免受伤。

（4）情志调节。霜降时节，草木凋零，景色萧瑟，容易引发人们的悲伤情绪。因此，要注意调节情志，保持心情愉悦。可以多参加一些社交活动，与亲朋好友交流互动，以缓解压力和不良情绪。此外，还可以通过听音乐、阅读、绘画等方式来放松心情，提高生活质量。

膳食推荐

百合莲子芡实粥

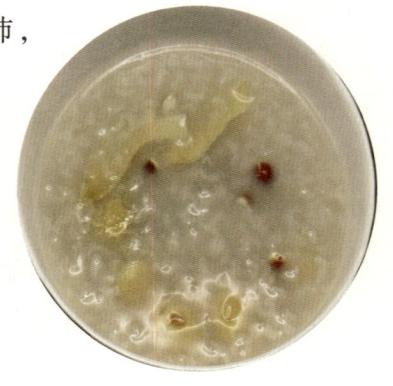

功　效：益气健脾，滋阴清肺，清心安神。适用于脾胃虚弱、失眠等症状。

食　材：百合30 g，去心莲子10 g，芡实20 g，粳米适量。

烹饪方法：将莲子、百合、芡实洗净，清水浸泡30分钟。将上
述食材与淘洗干净的粳米加水，煮成稀粥即可。

〔中医小贴士〕

百合：《本草纲目》中记载"润肺止咳，清心安神，补肾益精"。
其味甘，性寒，归心、肺经。具有养阴润肺，清心安神等功效。
注意风寒咳嗽者禁服。

莲子：始载于《神农本草经》，别名藕实、水芝丹、莲实、莲蓬
子、莲肉。其味甘、涩，性平，归脾、肾、心经。具有补脾止
泻，益肾固精，养心安神的功效。

芡实：《本草纲目》中记载"止渴益肾，治小便不禁，遗精白浊
带下"。其味甘、涩，性平，归脾、肾经。具有益肾固精，补
脾止泻，除湿止带的功效。

第十九节　立冬

立冬是中国传统二十四节气中的第19个节气，是指秋季与冬季的交替时刻，每年公历11月7日或11月8日左右。立冬的"立"字意为"开始"，表示冬季自此开始。而"冬"字则意为"终了"，指秋季作物全部收晒完毕，收藏入库，动物也已藏起来准备冬眠。冬季是阳气潜藏、阴气盛极的季节，养生应顺应自然界闭藏之规律，以敛阴护阳为根本，这一养生原则在中医经典著作《黄帝内经》中有多处论述。立冬时节的中医养生主要包括以下几个方面：

（1）饮食调养：立冬时节，天气逐渐寒冷，人体的阳气逐渐收敛，此时应适当增加高热量、高营养的食物，如大枣、核桃、黑芝麻、糯米等，以补充体内的能量。同时，要注意保持饮食的温热性，避免食用过于寒凉的食物，以免损伤脾胃阳气。此外，还应适量增加蛋白质的摄入，如鸡肉、鱼肉、豆类等，以增强身体的抗寒能力。

（2）生活起居：建议"早卧晚起，必待日光"，即要早睡晚起，保证充足的睡眠时间，并等待阳光出现后再起床活动，以顺应阳气的闭藏规律。同时，要注意保暖，尤其是头部、颈部、手脚等部位的保暖，避免受到寒邪的侵袭。

（3）适量运动：适当的运动可以促进气血流通，增强身体的抗寒能力。建议选择一些温和的运动方式，如散步、慢跑、练瑜伽等，避免过度运动导致身体疲劳。同时，运动前要做好热身活动，以免受伤。

（4）情志调节：强调"使志若伏若匿"，即保持精神情绪的安宁和含而不露，避免烦扰和过度思虑，以使体内阳气得以潜藏。可以通过听音乐、阅读、与朋友交流等方式来调节情绪，保持心情愉悦。

膳食推荐

参杞黑枣炖羊排

功　　效：滋补肝肾、温阳益气，对于改善身体虚弱、提高免疫力等方面具有积极作用。

食　　材：新鲜羊排500 g，枸杞子30 g，黑枣10颗，党参20 g，生姜3片，盐适量。

烹饪方法：①将羊排洗净切块，用开水焯水后沥干水分备用。②枸杞子、黑枣和党参用清水洗净，党参切成小段备用，生姜洗净，拍扁备用。③取一砂锅或炖锅，

115

加入足够的清水，放入羊排、生姜片，用大火煮沸后撇去浮沫。④转小火，加入枸杞子、黑枣和党参，继续炖煮2～3小时，直至羊排炖烂，汤汁浓郁。⑤根据个人口味加入适量的盐调味，再炖煮10分钟即可关火。

中医小贴士

羊排：《本草纲目》中记载"补可去弱，人参、羊肉之属。人参补气，羊肉补形"。其味甘，性温，归脾、肾经。具有补中益气，温肾壮阳的功效。

枸杞子：《本草纲目》中记载"补肾生精，养肝，明目，坚精骨，去疲劳，易颜色，变白，明目安神，令人长寿"。其味甘，性平，归肝、肾经。具有滋补肝肾，养血明目，润肺生津等功效。

黑枣：始载于《本草纲目拾遗》。其味甘，性温，归脾、胃经。具有补中益气，养血安神之功效。

党参：始载于《本草从新》，别名台参、野台参、潞党参、西党参。其味甘，性平，归脾、肺经。具有补中益气，养血生津的功效。

生姜：《名医别录》中记载"主治伤寒头痛、鼻塞，咳逆上气，止呕吐"。其味辛，性微温，归肺、脾、胃经。具有解表散寒，温中止呕，化痰止咳等功效。

第二十节　小雪

小雪是中国传统二十四节气中的第20个节气，通常在每年公历11月22日或11月23日左右。小雪不是指降雪量小，而是指气温逐渐下降，天气逐渐寒冷，雪量逐渐增大，但还没有达到大雪的程度。小雪时节，天气更加寒冷，阳气闭藏，在外的阳气不足，容易伤于寒。因此，养生的重点在于养潜藏之阳气，防阴寒之邪气。同时，小雪时节也是养阴固精的好时机，因为"冬不藏精，春必病温"，只有冬季养精蓄锐，敛阴护阳，才能使来年健康无病。小雪时节的中医养生主要包括以下几个方面：

（1）饮食调养：小雪时节，天气逐渐寒冷，人体的新陈代谢会减慢，因此在饮食上应以温热为主，适当增加高热量、高蛋白的食物，如肉类、豆类、蛋类等。同时，要注意滋阴润燥，多食用一些富含水分和维生素的食物，如大白菜、胡萝卜、苹果等。此外，还可以适当食用一些具有温补作用的食物，如糯米、大枣、龙眼肉等。同时，要避免食用过于寒凉、生冷的食物，以免损伤脾胃阳气。

（2）生活起居：冬季是阳气收藏的季节，人们应该早睡晚起，保证充足的睡眠时间，以养藏阳气。晚上最好在10点以前入睡，早上可以稍晚起床，待阳光较为充足时再起床活动。同时，要注重保护阳气，避免过度消耗，可以通过多晒太阳、穿着保暖衣物、保持室内温暖等方式来藏阳。

117

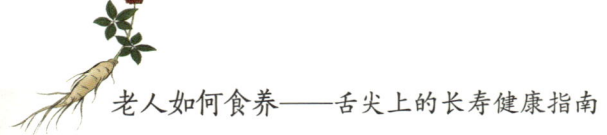

（3）适量运动：小雪时节，虽然天气寒冷，但也要适当进行运动，以促进气血流通，增强身体抵抗力。可以选择一些室内运动，如练瑜伽、打太极拳等，也可以适当进行户外活动，如散步、慢跑等，但运动时要注意不要过度出汗，以免耗伤阳气。

（4）情志调节：小雪时节，天气时常阴冷晦暗，人们容易陷入抑郁情绪。因此，要保持乐观心态，多参加一些户外活动，与朋友交流，抒发心中的郁闷。同时，还可以通过听音乐、阅读等方式来调节情绪，保持心情愉悦。

膳食推荐

香菇枸杞牛肉煲

功　　效：健脾补肾养肝。

食　　材：牛肉250 g，香菇150 g，枸杞子60 g，盐少许。

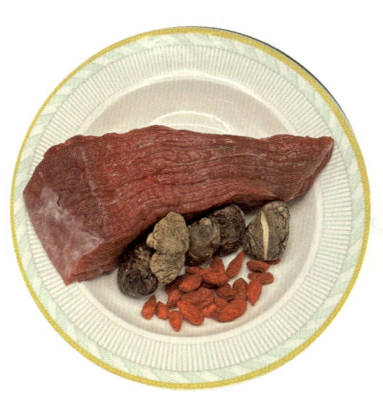 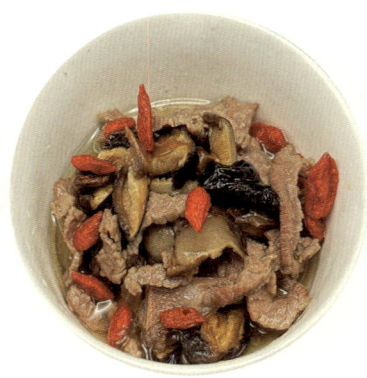

烹饪方法：①牛肉洗净，放沸水锅中焯去血水，捞出切成肉片。②香菇用清水泡发后撕成小块，枸杞子洗净。③所有食材放入砂锅中，加水适量，煲至肉熟烂，调入少许盐即可。

〔 中医小贴士 〕

牛肉：《本草纲目》中记载"补脾胃，益气盘，强筋骨"。其味甘，水牛肉性凉，黄牛肉性温，归脾、胃经。具有补脾胃，益气血，强筋骨的功效。

香菇：《本草纲目》中记载"能益气不饥，治风破血，化痰理气，益味助食，理小便不禁"。其味甘，性平，归肝、胃经。具有扶正补虚，健脾开胃，祛风透疹，化痰理气，解毒，抗癌等功效。

枸杞子：《本草纲目》中记载"补肾生精，养肝，明目，坚精骨，去疲劳，易颜色，变白，明目安神，令人长寿"。其味甘，性平，入肝、肾经。具有滋补肝肾，养血明目，润肺生津等功效。

第二十一节　大雪

　　大雪是中国传统二十四节气中的第21个节气，通常在每年公历12月6日至12月8日。大雪的名字并非表示这个时节一定会下大雪，而是代表着在这个时候，降雪的可能性增大，降雪的范围也会变得更广。大雪节气是一个很好的进补时节，有着"冬天进补，开春打虎"的说法。大雪时节中医养生的原则可以概括为"顺应自然，调和阴阳，保护阳气，适度进补"。大雪时节的中医养生主要包括以下几个方面：

　　（1）饮食调养：大雪时节，饮食应以温热为主，多摄入富含热量和营养的食物，如龙眼肉、核桃、羊肉等，有助于补充体力，驱寒保暖。同时，多食用白萝卜、大白菜、莲藕等冬季时蔬，有助于清肺润燥，防止干燥引起的不适。大雪时节是进补的好时机，但进补要适度，不可过度。可以根据个人体质和口味选择合适的食材，如羊肉、牛肉、鸡肉等温性食物，以及大枣、枸杞子、龙眼肉等补血益气的食材。同时，要多吃蔬菜和水果，以补充维生素和矿物质。

　　（2）生活起居：冬季属于阴性季节，大雪时节气温更低，要特别注意保暖，避免寒冷侵袭。要随着气温的下降而增加衣物，保持身体温暖，尤其要注意保护好头部、颈部、手脚等容易受凉的部位。同时，要避免过度取暖，以免出汗过多而耗伤阳气；大雪时节万物潜藏，养生也要顺应自然规律，早睡早起，保证充足的睡眠时间。早睡可以收敛神气，有助于养护阳气；早起可以呼吸新鲜空气，有助于清除体内浊气。此外，室内要保持适宜的温度和湿度，避免过于干燥或过于潮湿，要注意通风换气，保持室内空气新鲜。

（3）适量运动：大雪时节，虽然天气寒冷，但适量的运动仍然有必要。可以选择一些室内运动，如打太极拳、练瑜伽、跳舞等，以增强体质，提高抵抗力。运动时要注意保暖，避免出汗过多导致感冒。也可以根据个人喜好选择室外运动，如散步、慢跑等，但要注意避免在雾霾、雨雪等恶劣天气下运动。

（4）情志调节：大雪时节，天气阴沉，容易使人情绪低落。此时，要注意调节情志，保持心情愉悦。可以通过听音乐、阅读、品茶、赏花等方式，舒缓情绪，提升生活品质。

药膳推荐

当归生姜羊肉汤

功　　效：温中补血、祛寒止痛。适用于血虚有寒引起的腹部疼痛、痛经、产后腹痛，以及头晕目眩、心悸、面色无华等症状。

食　　材：当归15 g，生姜30 g，羊肉500 g，料酒、食盐各适量。

烹饪方法：①羊肉洗净、切块，用开水焯过，沥干水分。②生

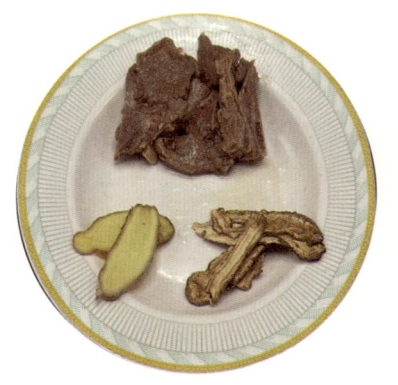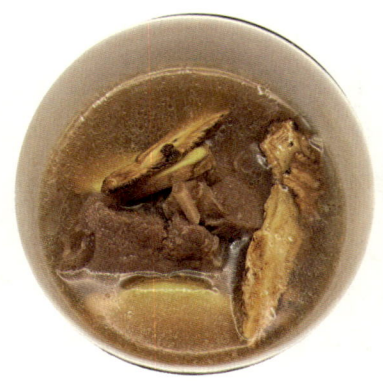

姜洗净、拍碎，当归洗净、与羊肉一并放入砂锅内，加清水适量，用大火煮沸后撇去浮沫，改用小火炖至羊肉熟烂即可。

中医小贴士

当归：始载于《神农本草经》，别名干归、马尾当归、秦归、云归、西当归、岷当归。其味甘、辛，性温，归肝、心、脾经。具有补血活血，调经止痛，润肠通便的功效。

生姜：《名医别录》中记载"主治伤寒头痛、鼻塞，咳逆上气，止呕吐"。其味辛，性微温，归肺、脾、胃经。具有解表散寒，温中止呕，化痰止咳等功效。

羊肉：《本草纲目》中记载"补可去弱，人参、羊肉之属。人参补气，羊肉补形"。其味甘，性温，入脾、肾经。具有补中益气，温肾壮阳的功效。

第二十二节 冬至

冬至是中国传统二十四节气中的第22个节气，又称日短至、冬节、亚岁等，冬至被视为冬季的大节日，古时候甚至有"冬至大如年"的说法。古人认为自冬至起，白昼一日比一日长，阳气回升，代表下一个循环开始，是大吉之日。《黄帝内经》记载"冬三月，此谓闭藏，早卧晚起，必待日光，去寒就温……此冬气之应，养藏之道也"。在中医养生理论中，冬至节气是一个重要的养生节点，因为此时阳气最弱，阴气最重，人体容易受到外界寒冷的影响，出现各种不适症状。因此，冬至养生的原则可以概括为"保暖防寒、补肾养阳"。冬至时节的中医养生主要包括以下几个方面：

（1）饮食调养：冬至是阳气最弱的时期，而肾阳是人体阳气之本，因此要注重补肾养阳。可以通过食用一些具有温补肾阳作用的食物，如羊肉、狗肉、韭菜、核桃等，来补充身体所需的阳气。莲子、香菇、木耳等食物既无偏寒、偏温的特性，又无滋腻碍胃的不足，可以平衡身体的阴阳，适合大多数人食用。甲鱼、鲍鱼、黑芝麻等食物具有滋阴益肾、填精补髓的功效，适合体质虚弱、需要大补的人群食用。但需注意，滋补类食物不可过量食用，以免滋腻碍胃，影响消化。

（2）生活起居：冬至时节气温较低，要注意及时添加衣物，尤其是保护好头部、颈部、手脚等易受凉的部位。同时，要保

123

持室内温暖，避免感冒等疾病的发生；要保持室内空气流通，避免滋生细菌、病毒等病原体。可以定期开窗通风，或者使用空气净化器等方法来保持室内空气清新；冬季白天时间较短，夜晚时间较长，建议适当调整作息时间，保证充足的睡眠时间，同时避免过度熬夜、劳累等不良生活习惯。

（3）适量运动：由于冬季气温较低，户外活动受限，可以选择在室内进行适量的运动，如练瑜伽、打太极拳、跳健身操等。在天气较好的情况下，可以适当进行户外活动，如散步、慢跑、骑行等。户外活动可以呼吸新鲜空气、晒太阳、增强身体抗寒能力。但需注意避免在恶劣天气下户外活动，以免引起感冒等疾病的发生。

（4）情志调节：冬至时节气温较低，人们容易感到沉闷、压抑等负面情绪。因此，要注意保持心情舒畅、积极乐观的心态。可以通过听音乐、阅读、绘画等方式来放松心情、缓解压力。情绪波动会影响身体的阴阳平衡和气血流通，容易导致身体不适。因此，要尽量避免情绪波动、保持情绪稳定。可以通过冥想、呼吸练习等方式来调节情绪。

膳食推荐

枸杞大枣乌鸡汤

功　　效：滋补肝肾、益气养血、养颜美容。适合冬至时节进

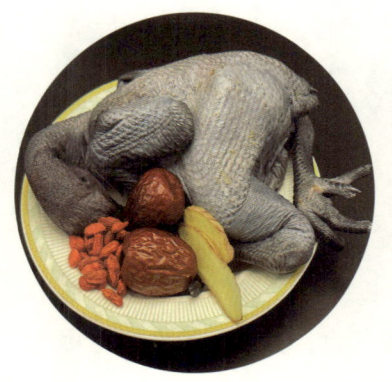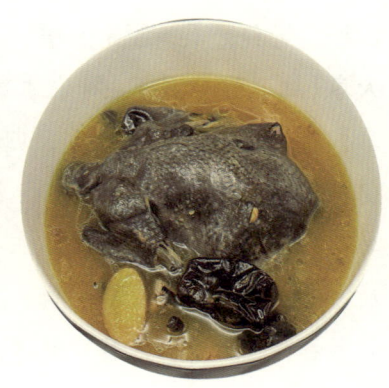

补，对于肝肾不足、面色苍白、头晕目眩、腰膝酸软、月经不调等症状有一定的改善作用。

食　材：枸杞子30 g，大枣10颗，乌鸡1只，生姜3片，盐适量。

烹饪方法：①乌鸡宰洗干净，去毛、内脏，斩块备用。②枸杞子、大枣分别洗净，用清水浸泡片刻；生姜洗净，拍扁。③将乌鸡、枸杞子、大枣、生姜放入炖盅内，加入清水，水量应盖过食料。④炖盅加盖，放入锅内，用隔水炖煮的方法炖煮2.5～3小时。⑤炖好后加入适量盐调味即可食用。

中医小贴士

枸杞子：《本草纲目》中记载"补肾生精，养肝，明目，坚精骨，去疲劳，易颜色，变白，明目安神，令人长寿"。其味甘，性平，

125

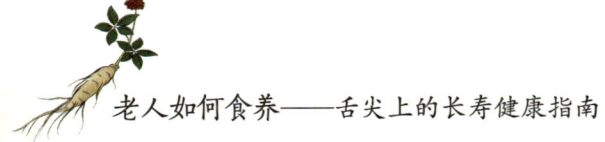

归肝、肾经。具有滋补肝肾，养血明目，润肺生津等功效。

大枣（红枣）：始载于《神农本草经》，别名壶、木蜜、干枣、美枣、凉枣。其味甘，性平，归脾、胃经。具有补中益气，养血安神等功效。

乌鸡：《本草纲目》中记载"主补虚劳羸弱，治消渴，中恶心腹痛，益产妇，治妇人崩中带下，一切虚损诸病"。其味甘，性平，归肝、肾、肺经。具有补肝肾，益气血，养阴，退虚热等功效。

第二十三节　小寒

　　小寒是中国传统二十四节气中的第23个节气，通常在每年公历1月5日至1月7日。它标志着冬季的深入，天气逐渐转冷。小寒的名字来源于这个时期的气候特征，即天气寒冷但还没有达到最冷的程度。小寒的到来，意味着一年中最寒冷日子的开始，小寒虽"小"，却正值隆冬。小寒时节的养生，应以温阳祛寒、健体强身为重点。除了要注意预防寒邪，还需重视湿邪的影响。湿邪通常不会单独出现，而是喜欢和其他邪气共同出现，特别是和寒邪一起。因此，需要做好保暖措施，避免受寒。寒冷是小寒节气的主旋律，寒为阴邪，易伤人体阳气，主收引凝滞，凝滞则气不顺，气不顺则百病易得。人体阳气源于肾脏，若小寒保养不当则极易损伤肾气，因此小寒时节应注意弥补心肾阳气的不足。小寒时节的中医养生主要包括以下几个方面：

　　（1）饮食调养：小寒节气，气温极低，人体的阳气较弱，消化功能也相对较弱。因此，应该多吃温性食物，如羊肉、鸡肉、腰果、核桃等，以增加身体的热量，增强身体的免疫力。同时，要避免吃生冷食物，以免引起消化系统不适。此外，还可以适量食用一些具有补气养血、温肾助阳的食物，如枸杞子、龙眼肉、大枣、黑芝麻等。

　　（2）生活起居：小寒时节，天气寒冷，头部、脚部和腹部等部位尤其容易受寒邪侵袭，因此要特别注意这些部位的保暖措施，建议穿厚袜子和保暖内衣，戴帽子和手套等。此外，适当地早睡晚起，等到太阳出来后再活动，有利于阳气潜藏，阴精蓄积。同时，室内要保持适宜的温度和湿度，避免过于干燥或潮湿。

（3）适量运动：可以选择一些适合冬季的运动，如散步、慢跑、练瑜伽等。这些运动可以帮助身体产生热量，增强身体的免疫力。但是，由于小寒节气气温较低，不适合进行过于剧烈的运动。运动时要注意保暖，避免感冒。

（4）情志调节：小寒时节，天气寒冷，容易使人感到沉闷、沮丧。因此，要注意调节情绪，保持心情愉悦。可以通过听音乐、阅读、做手工等方式来放松心情，缓解压力。

膳食推荐

黄芪炖羊肉

功　效：补气固表，利水退肿，脱毒排脓，生肌。

食　材：羊肉500 g，黄芪20 g，大枣60 g，枸杞子10 g，姜8 g，盐、料酒各适量。

烹饪方法：①将羊肉切成方块，冲洗干净。②将羊肉放入煮锅中，加入适量冷水，放入料酒，煮开后小火煮

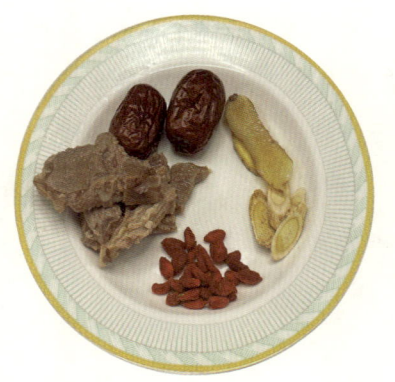
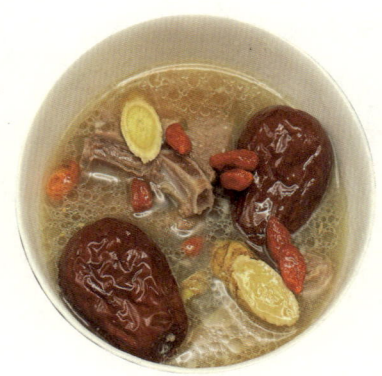

约5分钟，捞出用温水撇去浮沫。③砂锅中加入适量冷水，煮至水开，然后放入羊肉、黄芪片、姜片，撇净浮沫。④盖上盖子，小火煮约2小时。⑤打开盖子放入大枣，再煮约25分钟。⑥放入枸杞子和盐，搅匀后静置一会儿，即可食用。

中医小贴士

黄芪：始载于《神农本草经》，别名黄耆、王孙、绵黄芪。其味甘，性微温，归脾、肺经。具有补气升阳，益卫固表，利水消肿，脱毒生肌的功效。

羊肉：《本草纲目》中记载"补可去弱，人参、羊肉之属。人参补气，羊肉补形"。其味甘，性温，入脾、肾经。具有补中益气，温肾壮阳的功效。

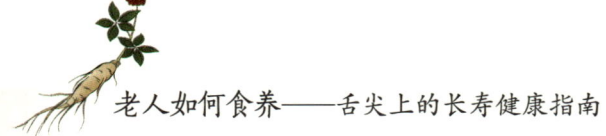

大枣:始载于《神农本草经》,别名壶、木蜜、干枣、美枣、凉枣。其味甘,性平,归脾、胃经。具有补中益气,养血安神等功效。

枸杞子:《本草纲目》中记载:"补肾生精,养肝,明目,坚精骨,去疲劳,易颜色,变白,明目安神,令人长寿"。其味甘,性平,归肝、肾经。具有滋补肝肾,养血明目,润肺生津等功效。

第二十四节　大寒

大寒是中国传统二十四节气中的最后一个节气，通常在每年公历 1 月 20 日至 1 月 21 日。大寒的节气名来源于其天气寒冷的程度，表示天气寒冷到了极点。大寒节气处在三九、四九时段，此时寒潮南下频繁，是一年中最寒冷的时节。在大寒时节，养生的基本原则是顺应体内阳气闭藏，以敛阳护阴为根本，注意防寒保暖，滋阴润燥。大寒时节的中医养生主要包括以下几个方面：

（1）饮食调养：大寒时节天气寒冷，容易感受寒邪损伤人体阳气而发病，因此适当进补一些温热性质的食物有助于人体抵抗寒邪，如羊肉、牛肉、韭菜等，但要注意不可过分温补、过食荤腥油腻，以免损伤脾胃；大寒前后天气干燥，常常会损伤体内的津液和阴气，导致阴虚内热而引发口干咽痛等上火表现。因此适当食用滋阴润燥的食物，如木耳、无花果、百合、绿豆、麦冬等既能起到滋补的作用，又能滋阴润燥清热，平衡人体阴阳；"脾胃为后天之本"，脾胃运化食物中的水谷精微，进而滋养全身，因此大寒前后更应该调护脾胃，这样才能让进补有效、阴阳得补；中医认为黑色入肾经，多食黑，能够养肾防寒，增强人体免疫力。如黑米可以补肾暖肝健脾；黑豆可以强壮筋骨；黑芝麻可以滋养肝肾，润燥滑肠；黑木耳可以清肺益气、补气润燥、滋补强身。另外，要避免摄入寒凉食品，以防耗伤元阳。为了防御风寒邪气的侵扰，可以适当多吃一些温散风寒的食物，比如紫苏叶、生姜、大葱、辣椒、花椒、桂皮等。

（2）生活起居：大寒时节，天气寒冷，要注意保持室内的温暖和干燥，避免受凉感冒。同时，要保持良好的作息习惯，保证充足的睡眠时间，避免熬夜、过度劳累等不良生活习惯。此外，还要注意个人卫生，勤洗手、勤换衣，保持身体清洁，避免疾病的发生。同时，要避免长时间处于密闭的环境中，适当开窗通风，保持室内空气的新鲜。

（3）适量运动：大寒时节，虽然天气寒冷，但适量的运动可以促进身体的新陈代谢，增强身体抵抗力。建议选择一些室内运动，如练瑜伽、打太极拳、跳健身操等，以保持身体的灵活性和协调性。此外，还可以适当进行一些户外活动，如散步、慢跑等，但要注意保暖，避免受凉。在运动时要注意适度，避免过度劳累，以免对身体造成损伤。

（4）情志调节：大寒时节，天气寒冷，人们容易感到情绪低落、焦虑等，这对身体健康也有一定的影响。因此，要注意情志的调节，保持心情愉悦、积极乐观。可以通过听音乐、阅读、画画等方式来缓解压力，放松身心。同时，还可以与家人、朋友交流，分享彼此的感受和体验，增强情感联系，缓解孤独感。

膳食推荐

黄精炖猪肘

功　　效：补中益气，养阴生津，
润心肺、强筋骨。

食　　材：黄精20 g、猪肘
750 g、生姜、大葱、
料酒、盐各适量。

烹饪方法：①将猪肘刮洗干净，
斩成块状；黄精清洗干
净，切片备用；生姜切片，
大葱切段。②将猪肘块放入砂锅中，加入足量清水，
大火烧开后撇去浮沫，然后加入黄精片、生姜片、
大葱段，倒入适量料酒，转小火慢炖。③炖煮1～
2小时后，猪肘肉质已经变得酥烂，此时加入适量
盐调味，再炖煮片刻即可收汁出锅。

〔中医小贴士〕

黄精：《湖南农村常用中草药手册》中记载"补肾健脾，强筋壮
骨，润肺生津。"治疗阴虚劳嗽，脾虚乏力，肾亏腰膝酸软。

猪肘：《温热经纬》中记载"鲜猪肉数斤，切大块，急火煮渭汤，
吹净浮油，恣意凉饮，乃急救津液之无上妙品"。具有补肾滋
阴，养血润燥，益气，消肿的功效。

第五章

中药里适合老人的美食有哪些

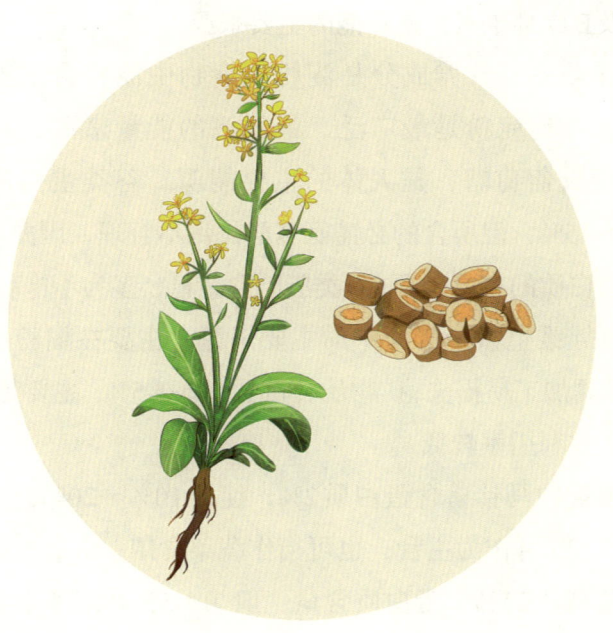

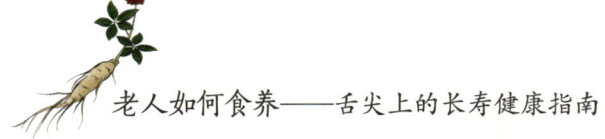
第一节 谷薯类

谷薯类包括谷类（包含全谷物）、薯类和豆类。谷类包括稻米、小麦、玉米、高粱、小米、大麦、薏苡仁等常见食物。薯类则包括马铃薯、甘薯、木薯、山药、芋头等常见食物。豆类及其制品包括大豆（黄豆）、扁豆、豆腐、绿豆等常见食物。这些食物为人体提供丰富的碳水化合物、蛋白质、矿物质、膳食纤维及B族维生素，是热能的主要来源。

谷类主要营养成分是淀粉，食物中淀粉含量占70%～80%。谷类淀粉是最广泛、最经济的能量来源，经消化后可转变成葡萄糖，是人体的主要能源。谷类蛋白质含量为7.5%～15%，但所含的必需氨基酸比例不合理，因此谷类不是优质蛋白质的主要来源；谷类脂肪含量低，多为不饱和脂肪酸；谷类B族维生素是膳食中的主要来源，主要在糊粉层和谷胚中，烹调加工易损失；矿物质含量1.5%～5.5%，主要是钙和磷，消化吸收利用率较低。

薯类中马铃薯含蛋白质2%，淀粉10%～20%，含丰富维生素C，既可作为主食，也可当作蔬菜食用。红薯含碳水化合物含量高达25%，蛋白质含量一般为1.5%，胡萝卜素、维生素B_1、维生素B_2、烟酸、维生素C含量比谷类高。薯类食物中富含膳食纤维，可以促进肠道蠕动，预防便秘。

豆类中的主要营养成分是碳水化合物、蛋白质和脂肪等。豆类中的蛋白质是豆类的重要组成成分，占35%～40%，是植物性食物中蛋白质含量最多的食品，大豆蛋白是我国居民膳食中优质蛋白质的重要来源；脂肪含量15%～20%，以不饱和脂肪酸为主，其中亚油酸最多（50%）；碳水化合物含量25%～30%，一半是膳食纤维，其中棉籽糖和水苏糖在肠道细菌作用下发酵产生气体，可引起腹胀；矿物质含量4.0%～4.5%，钙含量高，其他磷、铁、钾、镁等含量也较高，但是豆类同时含有植酸可影响矿物质的吸收；B族维生素含量较高。

粳米

【性味与归经】甘，平。归脾、胃经。

【功效与应用】补中益气，健脾和胃，除烦渴。用于脾胃气虚，食少纳呆，体怠乏力，心烦口渴，泻下痢疾。

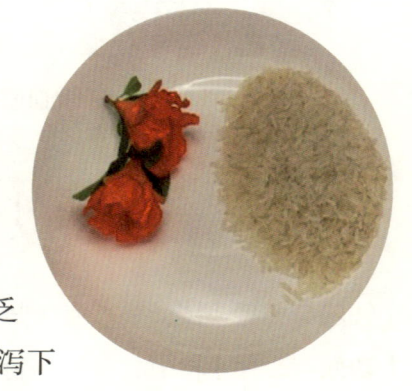

【用法与用量】内服：煎汤，9～30 g；或水研取汁。

【按语】粳米含糖量较高，老年糖尿病患者慎食。

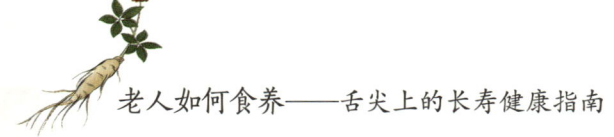

糯米

【**性味与归经**】甘，温。归脾、胃、肺经。

【**功效与应用**】补中益气，健脾止泻，缩尿，敛汗，解毒。用于脾胃虚寒泄泻，霍乱吐逆，消渴尿多，自汗，痘疮，痔疮。

【**用法与用量**】内服：煎汤，30～60 g；或入丸、散；或煮粥。

【**按语**】①凡发热、咳嗽痰黄、黄疸、腹胀者忌食。②老人基础代谢率较低不宜过食，以免造成消化不良、腹胀等。③老年高脂血症、糖尿病患者慎食。

小米

【**性味与归经**】甘、咸，凉。归脾、胃、肾经。

【**功效与应用**】和中，益肾，除热，解毒。用于脾胃气弱，呕逆反胃，腹满食少，消渴，泻痢，烫火伤。陈小米：除烦，止痢，利小便。

【**用法与用量**】15～30 g，煮粥。小米可以酿酒、酿醋。

【按语】①小米忌与杏仁同食，食则令人呕吐腹泻。②小米和虾皮性味不和，同食会致人恶心、呕吐。③不能与醋同食，醋中含有机酸，会破坏小米中的类胡萝卜素，降低营养价值。④性凉，老年素体虚寒、小便清长者少食。

高粱

【性味与归经】甘、涩，温。归脾、胃经。

【功效与应用】健脾止泻，化痰安神，活血祛寒，促进新陈代谢。用于脾虚泄泻，霍乱，消化不良，痰湿咳嗽，失眠多梦。现有用于喘咳等症。

【用法与用量】内服：煎汤，30～60 g；或研末。

【按语】老年便秘、体质燥热者不宜食用。

荞麦

【性味与归经】甘、微酸，寒。归脾、胃、大肠经。

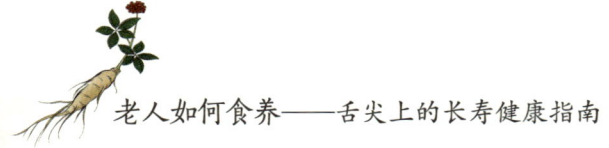

【功效与应用】下气消积，止带浊，消瘰疬。用于肠胃积滞、慢性泄泻、男子白浊或女子赤白带下、痢疾、自汗、盗汗、疱疹、丹毒、痈疽、发背、瘰疬、烫火伤。

【用法与用量】内服：煎汤或入丸、散，或制面食服。为糖尿病患者的保健食品。

【按语】①荞麦不宜与猪肉同食。②脾胃虚寒、胃溃疡及血糖较低老年患者忌食荞麦。

小麦

【性味与归经】甘，凉。归心、脾、肾经。

【功效与应用】养心，益肾，除热，止渴，通淋，止泻。用于脏躁，心神不宁，烦热，消渴，心悸失眠，泻痢，痈肿，外伤出血，烫伤。

【用法与用量】内服：小麦煎汤，50～100 g；或煮粥。小麦面炒黄温水调服。

【按语】①小麦不宜与粟米、枇杷同食。②过食易积食。

玉米

【性味与归经】甘，平。归胃、大肠经。

【功效与应用】调中开胃，利尿排石，降脂，降压，降血糖。用于食欲不振，小便不利，水肿，尿路结石。现有用于慢性胃炎。

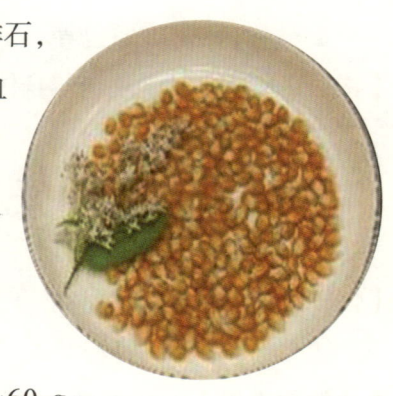

【用法与用量】内服：煎汤，30～60 g；煮食或磨成细粉作饼。

【按语】①老年脾胃虚弱者，食后易腹泻。②不宜久食，久食则易助湿损胃。

大麦

【性味与归经】甘、咸，凉。归脾、胃经。

【功效与应用】健脾和胃，利水通淋。用于腹胀，食滞泄泻，小便不利。

【用法与用量】内服：煎汤，30～60 g；或研末。可做汤、粥、面包等。主要用途是生产啤酒。

【按语】大麦性凉，故老年身体虚寒，大便泄薄者少食或不食。

薏苡仁

【性味与归经】甘、淡，凉。归脾、
肺、肾经。

【功效与应用】利湿健脾，舒筋
除痹，清热排脓。
用于水肿，脚气，
小便淋沥，湿温
病，泄泻，带下，风
湿痹痛，筋脉拘挛，肺痈，
肠痈，扁平疣。

【用法与用量】内服：煎汤，10～30 g；或入丸、散，浸酒，煮粥，
作羹。健脾益胃，宜炒用；利水渗湿，清热排脓，
舒筋除痹，均宜生用。

【按语】老年大便燥结、小便多者不宜服用。

芋头

【性味与归经】甘、辛，平。归肠、胃经。

【功效与应用】健脾补虚，软坚散结，益胃生津，宽肠通便。用于脾胃虚弱，纳少乏力，消渴，瘰疬，腹中痞块，肿毒，鸡眼，疥癣，烫火伤，赘疣。

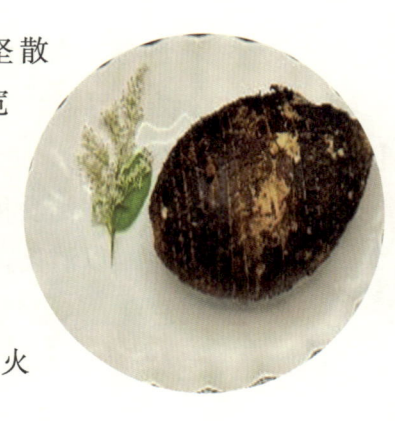

【用法与用量】60～120 g，适合炒、烹、煮等多种烹饪方式，又可作为主食蒸熟蘸糖食用。

【按语】①老年支气管哮喘，气滞引起的胸闷、腹胀和两胁胀痛者忌食芋头。②生芋头有小毒，不可食用，若芋头味发涩，亦不能食用。

红薯

【性味与归经】甘，平。归脾、肾经。

【功效与应用】补中和血，益气生津，宽肠胃，通便秘。用于脾虚水肿，便泄，疮

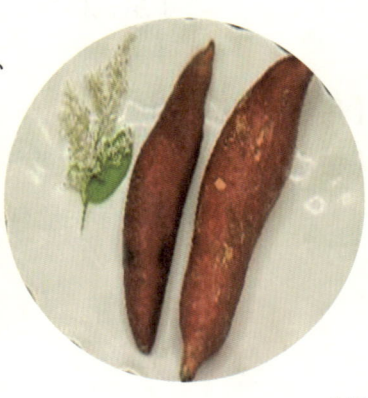

疮肿毒，大便秘结。现有用于维生素缺乏症、夜盲症等。

【用法与用量】内服：适量，生食或煮食。可做粉条、粉丝等。

【按语】①湿阻中焦，气滞食积者慎服。②煮熟的红薯应趁热食用，否则难以消化。③老年患有糖尿病、疟疾、腹胀等症者忌食。④老年脾胃虚寒者不宜多食。

马铃薯

【性味与归经】甘，平。归胃、大肠经。

【功效与应用】和胃健中，解毒消肿。用于胃痛，疟腮，痈肿，湿疹，烫伤。现有用于扁桃体炎、恶心呕吐等症。

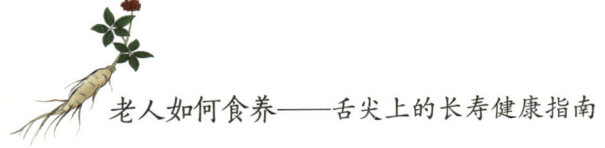

【用法与用量】内服：适量，煮食或煎汤。外用：适量，磨汁涂。

【按语】①老年脾胃虚寒腹泻者应少食。②皮色发青或发芽的马铃薯因含有大量有毒茄碱，不宜再食用。

黄豆

【性味与归经】甘，平。归脾、胃、大肠经。

【功效与应用】宽中导滞，健脾利水，解毒消肿。用于食积泻痢，腹胀食呆，疮痈肿毒，脾虚水肿，外伤出血。现有用于单纯性消化不良，寻常疣。

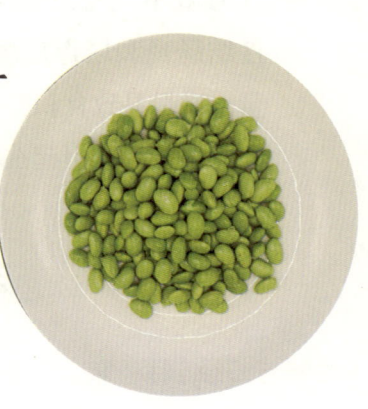

【用法与用量】内服：煎汤，30～90 g；或研末。外用：捣敷；或炒焦研末调敷。

【按语】黄豆不易消化，故年老者每次食之不宜过量。

豌豆

【性味与归经】甘，平。归脾、胃、大肠经。

【功效与应用】健脾利湿，和中下气，通乳利水，解毒。用于消渴，

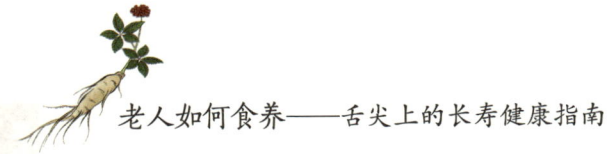

吐逆，泄利腹胀，霍乱转筋，乳少，脚气水肿，疮痈。

【用法与用量】内服：煎汤，60～125 g；或煮食。外用：适量，煎水洗；或研末调涂。

【按语】老年脾胃虚弱、痛风及肾病患者不宜多食。

蚕豆

【性味与归经】甘、微辛，平。归脾、胃经。

【功效与应用】健脾利湿，解毒消肿。用于膈食，水肿，疮毒。现有用于食少膈食等症。

【用法与用量】内服：煎汤，30～60 g，或研末或作食品（蚕豆亦粮亦蔬，干蚕豆可以作为主食，或炒或煮或炸，并可以制成许多副食品）。

【按语】①蚕豆不宜与田螺同食。②痔疮出血、消化不良，慢性结肠炎和尿毒症患者不宜食用蚕豆。③内服不宜过量，过量易致食积腹胀。④对本品过敏者禁服。⑤少数人食用蚕豆会引起蚕豆病。

绿豆

【性味与归经】甘、寒。归心、肝、胃经。

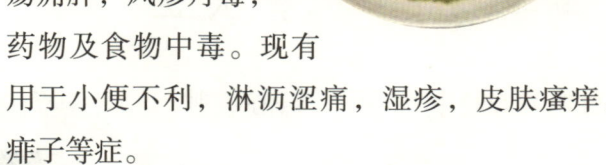

【功效与应用】清热解毒，消暑利水。用于暑热烦渴，感冒发热，霍乱吐泻，痰热哮喘，头痛目赤，口舌生疮，水肿，疮疡痈肿，风疹丹毒，药物及食物中毒。现有用于小便不利，淋沥涩痛，湿疹，皮肤瘙痒，痱子等症。

【用法与用量】内服：煎汤，15～30 g；大剂量用120 g，或研末，或生研绞汁（可掺米煮饭作主食，也可直接煮汤，或与谷类配合煮粥食用）。

【按语】①药用不可去皮。②老年脾胃虚寒滑泄者慎服。

豆腐

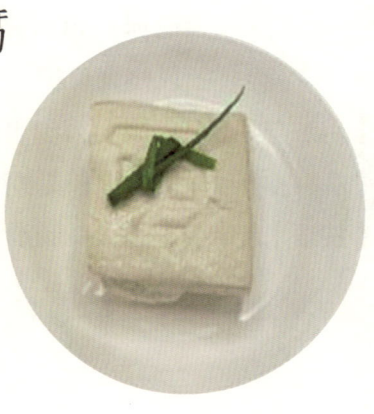

【性味与归经】甘，凉。归脾、胃、大肠经。

【功效与应用】泻火解毒，生津润燥，和中益气。用于目赤肿痛，肺热

147

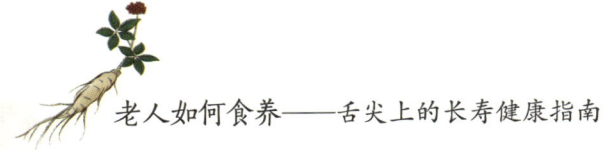

咳嗽，消渴，脾虚腹胀。现有用于产后少乳，小儿麻疹发热，小儿夏季发热不退，口渴饮水多等症。

【用法与用量】内服：煮食，适量。做汤、炒菜等多种食用方法。

【按语】豆腐中因含较多嘌呤，故老年痛风患者慎食。

黑大豆

【性味与归经】甘，平。归心、脾、肾经。

【功效与应用】活血利水，祛风解毒，健脾益肾。用于水肿胀满，风毒脚气，黄疸浮肿，肾虚腰痛，遗尿，风痹痉挛，产后风痉，口噤，痈肿疮毒，药物、食物中毒。

【用法与用量】内服：煎汤，9～30 g。或入丸、散。外用：适量，研末掺；或煮汁涂。

【按语】老年脾虚腹胀、肠滑泄泻者慎服。

第二节 蔬菜类

蔬菜包括鲜豆类、根茎类、叶菜类、瓜类与茄果类、食用菌类、食用藻类等，蔬菜的营养物质主要包含矿物质、维生素、纤维等，这些物质的含量越高，蔬菜的营养价值也越高。此外，蔬菜中的水分和膳食纤维的含量也是重要的营养品质指标。通常水分含量高、膳食纤维少的蔬菜鲜嫩度较好，其食用价值也较高。蔬菜的营养特点：水分多，一般占65%～95%，多数>90%；主要含膳食纤维，能量少；富含维生素，尤其是维生素C、胡萝卜素、维生素B_2和叶酸；矿物质含量丰富，是膳食中矿物质的主要来源；深色蔬菜的胡萝卜素、维生素B_2和维生素C含量一般较浅色蔬菜高；蔬菜含有植物化学物质，有益于人体健康。

食用菌是可食用的大型真菌，多数为担子菌，如双孢蘑菇、香菇、草菇、银耳、黑木耳、牛肝菌等；少数为子囊菌，如羊肚菌、块菌等。菌类的营养特点：具有高蛋白质、低脂肪的特点，含有多糖、胡萝卜素及铁、锌和硒等矿物质；新鲜蘑菇含蛋白质3%～4%，比大多数蔬菜高得多，很多种类还具有一定的保健作用和药用价值，如黑木耳、香菇等含有多糖体。

食用藻主要指海带、紫菜、发菜、裙带菜、石莼、葛仙米、螺旋藻等。藻类的营养特点：蛋白质以紫菜中含量较多，一般在22%以上；藻类中含有多种维生素，如胡萝卜素、B族维生素等；紫菜、海带等海产菌藻类中还富含碘。

蕹菜（空心菜）

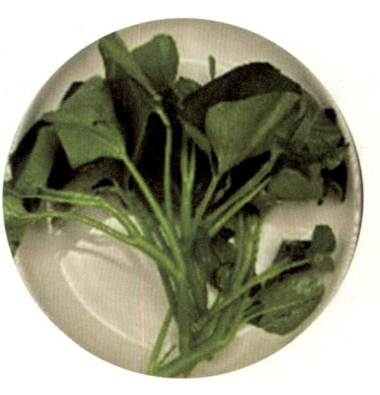

【**性味与归经**】微甘，寒。归肠、胃经。

【**功效与应用**】清热凉血，解毒。用于妇女白带、尿浊便血、食物中毒、囊痈、皮肤湿疹及鼻衄。

【**用法与用量**】内服：煎汤，60～120 g；或捣汁。外用：煎水洗或捣敷。

【**按语**】老年脾胃泄泻者不宜多食。

卷心菜

【**性味与归经**】甘，平。归肝、胃、肠经。

【**功效与应用**】清利湿热，健胃通络，散结止痛。用于湿热黄疸，消化道溃疡疼痛，关节不利，虚损益肾补虚。现有用于胃、十二指肠球部溃疡，甲状腺肿大，甲状腺功能亢进症。

【用法与用量】内服：绞汁饮，取汁约200～300 mL；或适量拌食、煮食。

【按语】①老年脾胃虚寒、腹泻者不宜多食。②腹腔及胸外科手术、胃肠溃疡出血严重及患肝病者不宜食用。③忌切碎后冲洗。

绿豆芽

【性味与归经】甘，寒。归心、胃经。

【功效与应用】清热解毒、利尿除湿。现有用于白带异常，肾盂肾炎，尿道炎，热毒疮疡。

【用法与用量】内服：煎汤，30～60 g；或捣烂绞汁。

【按语】老年脾胃虚寒者不宜久服。

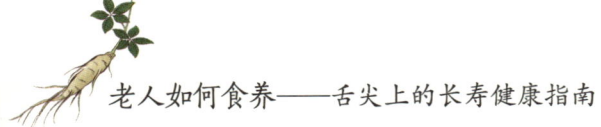

莴苣(生菜)

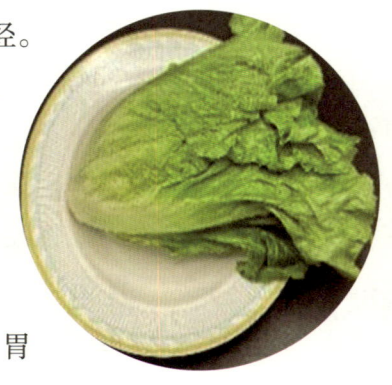

【**性味与归经**】苦、甘，凉。归胃经。

【**功效与应用**】清热解毒，止渴。用于热毒疮肿，口渴。

【**用法与用量**】30～60 g。生吃、炒食。

【**按语**】生菜性凉，故老年尿频、胃寒者应慎食。

平菇

【**性味与归经**】甘，微温。归肝、肾经。

【**功效与应用**】追风散寒，舒筋活络，补肾壮阳。用于腰腿疼痛，手足麻木，筋络不舒，阳痿遗精，腰膝无力。现有用于病后体虚，骨软骨病，高血压等症。

【用法与用量】内服：煎汤，6～9 g。

【按语】平菇特别适合老年女性，心脑血管疾病、肝炎和尿路
　　　　结石患者食用。

金针菇

【性味与归经】甘，凉，归脾、大
　　　　肠经。

【功效与应用】补肝，益肠胃，
　　　　抗癌。用于肝病，
　　　　胃肠道炎症，溃
　　　　疡，肿瘤。

【用法与用量】内服：煎汤，30～
　　　　50 g。

【按语】①老年脾胃虚寒者慎服。②金针菇不宜生吃。

茭白

【性味与归经】甘，寒。归肺、脾经。

【功效与应用】清热除烦，催乳。用于产后无乳，烦热，消渴，
　　　　二便不通，黄疸，痢疾，热淋，目赤，乳汁不下，
　　　　疮疡。现有用于便秘，心胸烦热，高血压，肺痈，

酒渣鼻等症。

【用法与用量】30～60 g。可凉拌，或与肉类、蛋类同炒，还可做成水饺、包子、馄饨的馅，或制成腌制品。

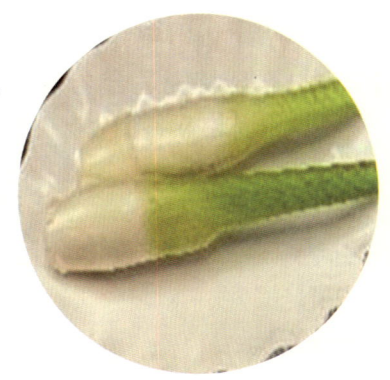

【按语】老年脾胃虚寒腹泻者忌食。

猴头菇

【性味与归经】甘，平。归脾、胃经。

【功效与应用】健脾养胃，抗炎和溃疡治疗，安神，抗肿瘤。用于体虚乏力，消化不良，失眠，胃与十二指肠溃疡，慢性胃炎，消化道肿瘤。

【用法与用量】内服：煎汤，10～30 g，或与鸡、鸭共食。

黄花菜

【**性味与归经**】苦、辛，温。归肝、
　　　　　　　脾、肾经。

【**功效与应用**】清热利尿、凉血
　　　　　　　止血，养血平肝。
　　　　　　　用于小便不利，
　　　　　　　水肿，淋病，吐
　　　　　　　血，衄血，大肠下
　　　　　　　血及肝血亏虚、肝阳上亢
　　　　　　　的头晕、耳鸣。现有用于孕妇少乳，停乳等症。

【**用法与用量**】内服：煎汤，适量。干黄花菜经开水浸泡后，可
　　　　　　　炒食，也可作汤食用。

【**按语**】老年皮肤瘙痒症者忌食。

木耳

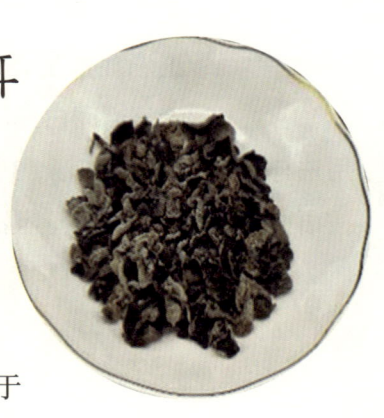

【**性味与归经**】甘，平。归胃、
　　　　　　　大肠经。

【**功效与应用**】凉血止血，和血
　　　　　　　养荣，润肺止咳，
　　　　　　　降压，抗肿瘤。用于

气虚血亏，新久泻痢，血痢不止，痔疮出血，妇女崩漏，高血压，眼底出血，子宫颈癌，阴道癌。

【用法与用量】内服：煎汤，3～10 g；或炖汤、炒食、凉拌均可。

【按语】老年虚寒溏泄者慎服。

银耳

【性味与归经】甘、淡，平。归肺、胃、肾经。

【功效与应用】滋阴润肺。用于虚劳咳嗽，痰中带血，阴虚口渴，病后体虚，气短乏力。现有用于防止癌症放射治疗、化学治疗期间白细胞下降等症。

【用法与用量】内服：煎汤，3～10 g。或炖冰糖、肉类服。

【按语】①老年风寒咳嗽、湿热生痰和外感口干者忌用。②老年糖尿病患者慎食。

香菇

【性味与归经】甘，平。归胃、肝经。

【功效与应用】扶正补虚，健脾
开胃，祛风透疹，
化痰理气，解毒，
抗癌。用于正气
衰弱，神倦乏力，
纳呆，消化不良，贫
血，佝偻病，高血压，高
脂血症，慢性肝炎，盗汗，小便失禁，水肿，
麻疹透发不畅，荨麻疹，毒菇中毒，肿瘤。

【用法与用量】内服：煎汤、煮食、炒食、煲汤均可。

【按语】①老年脾胃寒湿气滞者慎服。②香菇生成嘌呤物质较
多，老年痛风者慎食。

洋葱

【性味与归经】辛、甘，温。归肺经。

【功效与应用】健胃理气，解毒杀虫，降血脂。用于食少腹胀，
创伤，溃疡，滴虫性阴道炎，高脂血症。现有
用于食欲不振，风寒感冒，肺结核咳血，咳嗽

157

痰多等症。

【用法与用量】内服：生食或熟食，
30～120 g。外
用：适量，捣敷
或捣汁擦抹。

【按语】①老年瘙痒性皮肤病者
忌食。②洋葱性温，多食
易诱发疾病，老年外感热证或
阴虚内热者不宜食用。

丝瓜

【性味与归经】甘，凉。归肺、肝、
胃、大肠经。

【功效与应用】清热化痰，止咳
平喘，凉血解毒，
通络。用于肠风
下血，痰喘咳嗽，
经脉不通，筋骨痛，
胸胁痛，经闭，乳汁不
通，乳痈，水肿。

【用法与用量】内服：煎汤，9～15 g，鲜品60～120 g。

【按语】①老年脾胃虚寒、腹泻者不宜服。②老年肾阳虚弱
　　　者不宜多服。

苦瓜

【性味与归经】苦，寒。归心、脾、
　　　胃经。

【功效与应用】清暑涤热，明
　　　目，解毒。用于
　　　中暑发热，小儿
　　　痢疾，赤眼疼痛，
　　　消渴，痈疾，疮痈
　　　肿毒。现有用于热痱，
　　　湿疹，糖尿病，肥胖等症。

【用法与用量】煎汤，6～15 g，鲜品30～60 g。亦可炒、煎、烧、
　　　蒸、酿。

【按语】老年胃寒体虚者慎用。

冬瓜

【性味与归经】甘、淡，微寒。归肺、大肠、小肠、膀胱经。

【功效与应用】清热利水，消肿解毒，生津除烦。用于浮肿喘

满，消渴，淋证，足
癣，痈肿，痰喘，
暑热烦闷，痔漏，
并解丹毒、鱼毒、
酒毒。

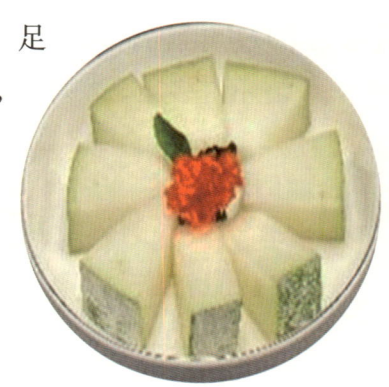

荸荠

【性味与归经】甘，微寒。归肺、
胃经。

【功效与应用】清热，化痰，消
积，利湿。用于
湿热黄疸，小便
不利，咽喉肿痛，
温病口渴，痰热咳
嗽，目赤，消渴，痢疾，
黄疸，热淋，食积，赘疣。现有用于高血压等症。

【用法与用量】内服：煎汤，60～120 g；或捣汁，或浸酒。

【按语】①老年脾肾虚寒、肺寒咳嗽及血虚者忌食。②荸荠最
好熟食，如生食需充分洗净去皮。

竹笋

【性味与归经】甘，寒。归胃、大
肠经。

【功效与应用】清热化痰，利尿
消肿，止泻痢。
用于痰热咳嗽，
肾炎、心脏病、肝
脏病等浮肿腹水，痢
疾，消化不良。现有用于
糖尿病（肺热型），小儿泻痢脱肛，便秘等症。

【用法与用量】内服：煎汤，30～60 g。

【按语】老年上消化道出血，消化性溃疡，食管静脉曲张，尿
路结石者忌食。

莴笋

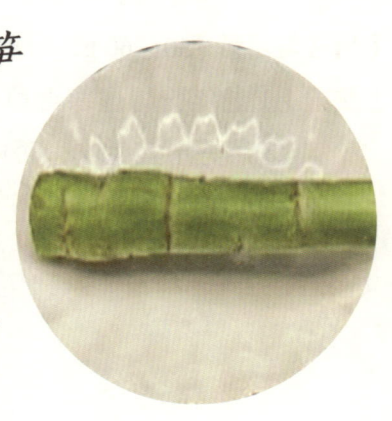

【性味与归经】苦、甘，凉。归胃、
肠经。

【功效与应用】清热利水，通乳。
用于小便不利，尿
血，产后无乳，虫

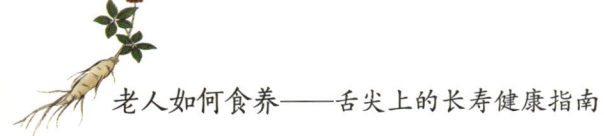

蛇咬伤，肿毒。

【**用法与用量**】内服：煎汤，30～60 g。还可腌制及制作泡菜。

【**按语**】多食使人目糊，停食自复。

芦笋

【**性味与归经**】甘、淡，微寒。归肺、胃经。

【**功效与应用**】清热生津，利水通淋，抗痨，抗癌。用于热病口渴心烦，肺痈，肺痿，淋病，小便不利，解食鱼、肉中毒。现有用于肺结核，肝癌等症。

【**用法与用量**】30～60 g，可煎汤、煮食、炒食、生食。

【**按语**】①老年脾胃虚寒者慎服。②老年痛风患者不宜多食。③芦笋不宜生吃，否则可引起腹胀、腹泻。④芦笋中的叶酸很容易被破坏，所以若用来补充叶酸应避免高温烹煮。

茄子

【**性味与归经**】甘、酸，微寒。归肝、脾、胃、大肠经。

【**功效与应用**】清热，消肿利尿，健脾和胃。用于肠风便血，小便不利，水肿，黄疸肝炎，热毒疮痈，脘闷酸胀，食欲不振等。

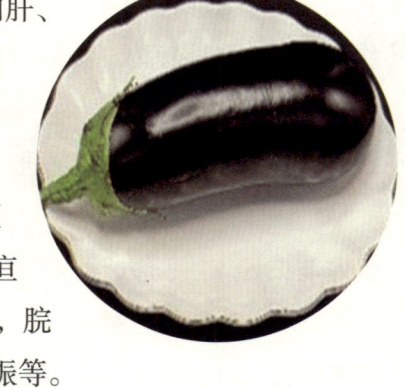

【**用法与用量**】15～30 g。茄子的食用方法有烧、炒、蒸、焖、油炸、凉拌、干制等。

【**按语**】老年体质虚冷、慢性腹泻者慎食。

苋菜

【**性味与归经**】甘，寒。归大肠、小肠经。

【**功效与应用**】清热解毒，通利二便，透疹。用于产前后赤白痢，痢疾，二便不通，蛇

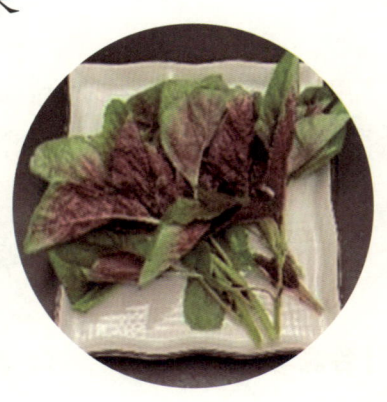

虫咬蜇伤，疮毒。现有用于麻疹不透，尿道炎，膀胱炎，小便涩痛等症。

【用法与用量】30～60 g，可炒食、煎汤、煮粥。

【按语】老年慢性腹泻、脾弱便溏者慎服。

番茄

【性味与归经】甘、酸，微寒。归肝、脾、胃经。

【功效与应用】生津止渴，健脾消食。用于热病口渴，消化不良，食欲不振。现有用于高血压，血管硬化，夜盲，小儿厌食等症。

【用法与用量】煎汤或煮食，亦可生食。

【按语】老年体质虚寒、便溏泄泻者不宜多食。

紫菜

【性味与归经】甘、咸，寒。归肺、脾、膀胱经。

【功效与应用】化痰软坚，利咽止咳，养心除烦，利水除湿。用于瘿瘤，咽喉肿痛，咳嗽，烦躁失眠，足癣，水肿，小便淋痛，泻痢。现有用于高血压，慢性支气管炎等症。

【用法与用量】煎汤，15～30 g；或制成干品嚼食。

【按语】①老年人不宜多食，多食可致腹胀。②老年素体脾胃虚寒、腹痛便溏者忌食。

大白菜

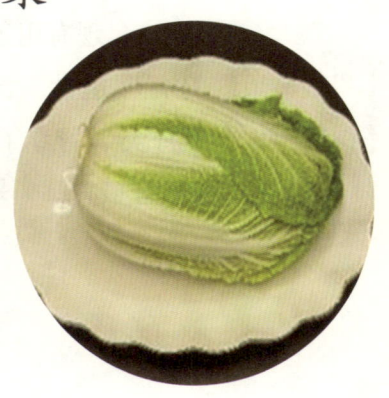

【性味与归经】甘，平。归胃、肠、肝、肾、膀胱经。

【功效与应用】清热除烦，通利肠胃，养胃和中，利尿，消渴，丹毒，漆疮。用于发

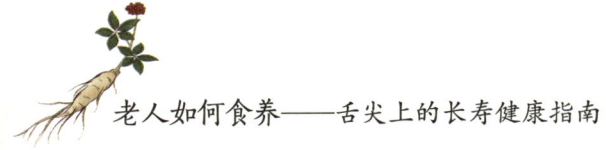

热口渴，大小便不利，发背，百日咳，消化性
溃疡出血，燥热咳嗽，咽炎声嘶等。

【用法与用量】100～500 g，白菜适宜多种烹调方法。

【按语】老年脾胃虚寒、便溏者慎用。

菠菜

【性味与归经】甘，平。归肝、胃、大肠、小肠经。

【功效与应用】清热生津润燥，养血止血，平肝。用于热病口渴，衄血，便血，头痛，目眩，目赤，夜盲症，消渴引饮，便秘，痔疮。现有用于高血压等症。

【用法与用量】内服：适量，煮食或捣汁。

【按语】①老年肾炎、肾结石患者不宜多食。②老年体虚、便溏者不宜多食。

芹菜

【**性味与归经**】甘、苦，凉。归肺、
胃、肝经。

【**功效与应用**】清热平肝，祛风，
利水，止血，解
毒。用于肝阳眩
晕，高血压，风
热头痛，咳嗽，黄疸，
小便淋痛，尿血，崩漏，
带下，疮痈肿毒。现有用于动脉硬化，痰多等症。

【**用法与用量**】内服：煎汤，9～15 g，鲜品30～60 g；或绞汁；
或入丸剂。外用：适量，捣敷；或煎水洗。

【**按语**】脾胃虚寒、大便溏薄者不可多食。

韭菜

【**性味与归经**】辛，温。归肝、胃、肺、肾经。

【**功效与应用**】温中，补肾，行气，散瘀，解毒。用于肾虚阳痿，
里寒腹痛，噎膈反胃，胸痹疼痛，吐血，呕血，
衄血，淋血，尿血，痢疾，痔疮，痈疮肿毒，
漆疮，跌打损伤。

【用法与用量】内服：捣汁，60～
120 g；或煮粥，
或炒熟或做羹。
外用：适量，捣
敷；煎水熏洗；
热熨。

【按语】①阴虚内热及疮疡、目疾
患者慎食。②隔夜韭菜含有的
硝酸盐可转化为亚硝酸盐，不宜食用。

白萝卜

【性味与归经】辛、甘，凉。归脾、
胃、肺经。

【功效与应用】消食化痰，下气
宽中，止血，解
渴，利尿。用
于消化不良，食
积饱胀，咳嗽痰多，
鼻衄，消化不良，吞酸，
吐食，腹泻，痢疾，便秘，痰热咳嗽，咽喉不利，
咳血，吐血，衄血，便血，消渴，淋浊。

【用法与用量】30～100 g；或煎汤、煮食。

【按语】①脾胃虚寒、大便溏泄者不可多食、生食。②服人参、地黄时，一般不宜食萝卜。③红萝卜和白萝卜不能放在一起煮食。

胡萝卜

【性味与归经】甘，辛，平。归脾、肝、肺经。

【功效与应用】健脾和中，滋肝明目，化痰止咳，清热解毒。用于脾虚食少，体虚乏力，脘腹痛，泻痢，视物昏花，雀目，咳喘，百日咳，咽喉肿痛，麻疹，水痘，疖肿，烫伤，痔漏。现有用于夜盲症，小儿消化不良等症。

【用法与用量】内服：煎汤，30～120 g；或生吃，或捣汁，或煮食。外用：适量，煮熟捣敷；或切片烧热敷。

【按语】①胡萝卜忌与过多的醋同食，否则容易破坏其中的胡萝卜素。②胡萝卜素为脂溶性维生素，大量食用会蓄

积于人体内，使皮肤的黄色素增加，皮肤发黄。停食
2～3个月后会自行消退。

莲藕

【性味与归经】甘，凉。归心、脾、
胃经。

【功效与应用】清热润肺，凉血
行瘀。熟用，健
脾开胃，止泻
固精。用于足癣，
水肿，淋浊，带下等。
现有用于肾虚遗精，呕吐
不止，红白痢，痔疮，消渴，口干，心中烦热
等症。

【用法与用量】内服：适量，生食，捣汁或煮食。外用：适量，
捣敷。

【按语】①老年人脾胃消化功能低下、大便溏泻者不宜生食。
②忌选铁锅、铁器煮食。

黄瓜

【**性味与归经**】甘，凉。归肺、脾、
　　　　　　　　胃经。

【**功效与应用**】清热止渴，利
　　　　　　　　水，解毒。用于
　　　　　　　　热病口渴，小便
　　　　　　　　短赤，水肿尿少，
　　　　　　　　水火烫伤，汗斑，痱
　　　　　　　　疮。现有用于小儿热痢
　　　　　　　　等症。

【**用法与用量**】内服：适量，煮熟或生用，或绞汁服。外用：适量，
　　　　　　　　生擦或捣汁服。

【**按语**】①黄瓜性寒凉，胃寒者多食易腹痛。②老年慢性支气
　　　　　管炎者发作期忌食。

南瓜

【**性味与归经**】甘，温。归脾、胃经。

【**功效与应用**】温中平喘，解毒消肿。用于肺痈，哮证，痈肿，
　　　　　　　　烫伤，毒蜂蜇伤。现有用于糖尿病等症。

【**用法与用量**】内服：适量，蒸食或生捣汁。

171

【按语】①南瓜性偏壅滞，故老年人不宜多食，否则易生湿发黄，令人腹胀。②气滞湿阻者忌食。

第三节　肉蛋类

畜肉类：包括猪、牛、羊、驴、马等的肌肉、内脏及其制品。畜肉类的营养价值：畜肉类蛋白质含量为 10%～20%，大部分存在于肌肉组织中，畜肉类蛋白质为完全蛋白质，含有充足的人体必需氨基酸，而且在种类和比例上接近人体需要，易消化吸收，为利用率高的优质蛋白质；畜肉类脂肪以饱和脂肪酸为主，胆固醇多存在于肥肉和内脏；畜肉类中的碳水化合物主要以糖原形式存在于肌肉和肝脏中，含量极少；矿物质含铁（血红素）较多，生物利用率高；肉类中无机盐含量为0.8%～1.2%，以磷、铁较多；含有少量的铜；虽然钙含量不高，但吸收利用率高；畜肉可提供多种维生素，其中B族维生素含量丰富。

禽肉类：指鸡、鸭、鹅、火鸡等的肌肉及其制品，是一类食用价值较高的食物。禽肉类的营养价值：蛋白质含量为16%～20%，利用率较高；脂肪含量差别大，如火鸡低、鸭鹅高；禽肉脂肪含亚油酸占脂肪酸的20%，其营养价值高于畜肉类；肝脏中富含维生素A、B族维生素；禽肉中的烟酸高于畜肉；矿物质含有铁等；畜禽脑中胆固醇含量最高。

蛋类及蛋制品：蛋白质含量12%左右，属于优质蛋白；脂肪含量为10%～15%，集中于蛋黄，含卵磷脂、胆固醇；含维生素A、维生素D、维生素B_1、维生素B_2；含钙、磷、锌等矿物质。

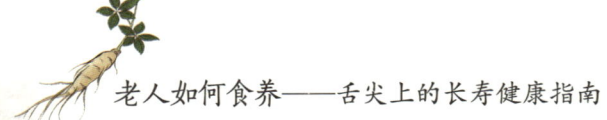

水产类：指所有适合人类食用的淡水、海水水生动物及两栖类动物。水产食品如鱼、虾、蟹、贝及部分软体动物。

鱼类：肌肉蛋白含量一般为15%～25%，较禽类、畜类蛋白质更容易被胃肠道消化、吸收；脂肪含量为1%～10%，鱼类脂肪中含有大量不饱和脂肪酸，是人体必需脂肪酸的重要来源，具有一定的降低血脂、预防动脉粥样硬化的作用；碳水化合物含量1.5%，碳水化合物主要以糖原形式存在；鱼油富含维生素A、维生素D、维生素E；矿物质含量为1%～2%，海产鱼中特别富含碘，有的海产鱼每千克含碘500～1 000 g，而淡水鱼每千克含碘仅为50～400 g，其中钙、硒含量明显高于畜禽，特别是钙的含量多于禽肉，但吸收率低，锌的含量极为丰富；肝脏含有丰富的维生素A、维生素D。

猪肉

【**性味与归经**】甘、咸，平。归脾、胃、肾经。

【**功效与应用**】补肾滋阴，养血润燥，益气，消肿。用于肾虚羸瘦，血燥津枯，燥咳，消渴，便秘，虚肿。

【用法与用量】适量，煮食。

【按语】①老年湿热、痰滞内蕴者慎服，肥胖人群及血脂较高者不宜多食。②猪肉不宜与乌梅、甘草、鲫鱼、虾、鸽肉、田螺、杏仁、驴肉、羊肝、香菜、甲鱼、菱角、荞麦、鹌鹑肉、牛肉同食。③食用猪肉后不宜大量饮茶。

牛肉

【性味与归经】甘，水牛肉性凉，黄牛肉性温。归脾、胃经。

【功效与应用】补脾胃，益气血，强筋骨。用于脾胃虚弱，气血不足，虚劳羸瘦，腰膝酸软，消渴，吐泻，痞积，水肿。

【用法与用量】内服：适量，煮食、煎汁，或入丸剂。

【按语】黄牛肉性温，火热之症老年人忌食。

羊肉

【**性味与归经**】甘，热。归脾、胃、
　　　　　　　　肾经。

【**功效与应用**】温中健脾，补肾
　　　　　　　　壮阳，益气补虚。
　　　　　　　　用于脾胃虚寒，
　　　　　　　　食少反胃，泻痢，
　　　　　　　　肾阳不足，气血亏
虚，虚劳羸瘦，腰膝酸
软，阳痿，寒疝，产后虚羸少气，缺乳。

【**用法与用量**】内服：煮食或煎汤，125～250 g；或入丸剂。

【**按语**】外感时邪或内有宿热老年患者忌食。

鸡肉

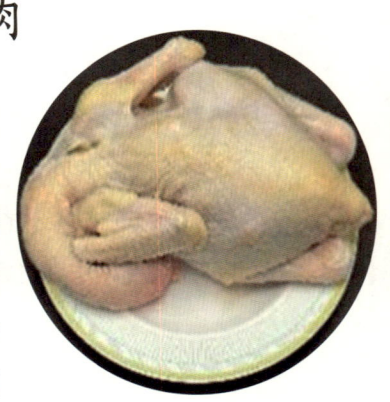

【**性味与归经**】甘　，　温。归脾、
　　　　　　　　胃经。

【**功效与应用**】温中益气，补精
　　　　　　　　填髓。用于虚劳羸
　　　　　　　　弱，病后体虚，食
　　　　　　　　少纳呆，反胃，腹

泻下痢，消渴，水肿，小便频数，崩漏，带下，产后乳少。现有用于肝血不足，头晕，眼花等症。

【用法与用量】适量，煮食或炖汤。

【按语】①鸡肉不宜与鲤鱼、芥末、大蒜、菊花、芝麻同食。②实证、邪毒未清老年患者慎用。

鸭肉

【性味与归经】甘、咸，寒。归脾、胃、肺、肾经。

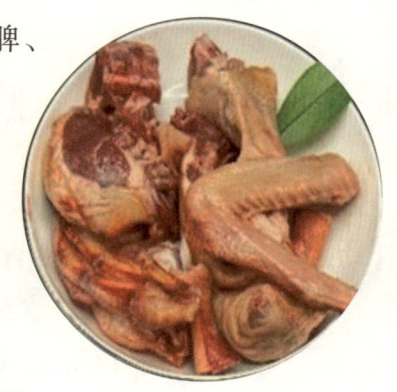

【功效与应用】滋阴养胃，补益气阴，利水消肿，健脾补虚。用于虚劳骨蒸，咳嗽，水肿。

【用法与用量】内服：适量，煨烂熟。

【按语】①外感未清，脾虚便溏，肠风下血老年患者禁食。②鸭肉忌与兔肉、杨梅、核桃、鳖、木耳、胡桃、大蒜、荞麦同食。③对于素体虚寒、受凉引起的不思饮食、胃部冷痛、腹泻清稀、腰痛、肥胖、动脉硬化、慢性肠炎老年患者应少食。

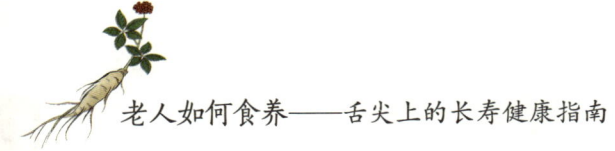

鸽肉

【**性味与归经**】咸，平。归肝、肾、肺经。

【**功效与应用**】滋肾益气，祛风解毒，调经止痛，截疟。用于虚劳羸瘦，妇女血虚经闭，消渴，久疟，麻疹，肠风下血，恶疮，疥癣。

【**用法与用量**】内服：煮食，每次100 g。

【**按语**】不宜多食。

鹅肉

【**性味与归经**】甘，平。归脾、肺、肝经。

【**功效与应用**】益气补虚，和胃止渴。用于脾胃虚弱，中气不足，消瘦乏力，食少，倦怠乏力，消渴等。现有用于气阴不足之气短咳嗽、纳少等症。

【**用法与用量**】内服：适量，煮熟，食肉或汤汁。

【**按语**】①鹅肉不易消化，不宜多食。②湿热内蕴、皮肤疮毒老年患者禁食。

乌骨鸡

【**性味与归经**】甘，平。归肝、肾、肺经。

【功效与应用】补肝益肾，补气养血，退虚热。用于虚劳赢瘦，骨蒸痨热，消渴，遗精，滑精，久泻，久痢，崩中，带下。

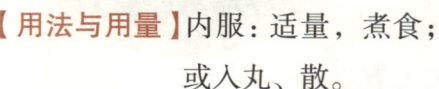

【用法与用量】内服：适量，煮食；或入丸、散。

【按语】老年人感冒发热、咳嗽多痰时忌食。

燕窝

【性味与归经】甘，平。归肺、胃、肾经。

【功效与应用】养阴润肺，化痰止咳，益气补中，添精补髓。用于阴虚咳嗽，咳血，脾胃虚弱，身体虚弱等。

【用法与用量】内服：水煎服或蒸服，5～10 g。

【按语】湿痰停滞及表邪未除老年患者慎服。

鸡蛋

【性味与归经】甘，平。归脾、胃、肺经。

【功效与应用】滋阴润燥，养血安胎。用于热病烦闷，燥咳声哑，目赤咽痛，胎动不安，产后口渴，小儿疳积，疟疾，烫伤，皮炎，虚劳羸弱。

【用法与用量】内服：煮、炒，1～3枚。

【按语】①脾胃虚弱者不宜多食，多食则令人闷满。②老人宜少食蛋黄。

鹌鹑蛋

【性味与归经】甘，平。归心、肝、肺、胃、肾经。

【功效与应用】温补五脏，益中续气，实筋骨。用于脾胃虚弱、肺痨，肋膜炎，神经衰弱，失眠，健忘，心脏病。

【用法与用量】内服：适量，煮食。

【按语】鹌鹑蛋胆固醇较高，老年人不宜多食。

鲤鱼

【**性味与归经**】甘，平。归脾、胃、肾、胆经。

【**功效与应用**】利水消肿，下气通乳，安胎，退黄，镇惊。用于胃痛，泄泻，水湿肿满，小便不利，足癣，黄疸，咳嗽气逆等症。

【**用法与用量**】内服：清蒸或煮食，100～240 g。

【**按语**】①风热者慎服。②鲤鱼忌与绿豆、芋头、牛羊油、猪肝、鸡肉、荆芥、甘草、南瓜、赤小豆和狗肉同食，也忌与中药中的朱砂同服。③鲤鱼与咸菜相克，可引起消化道癌症。

草鱼

【**性味与归经**】甘，温。归胃、脾经。

【**功效与应用**】平肝祛风，温中和胃。用于虚劳，肝风头痛，久疟，食后饱胀，呕吐泄泻。

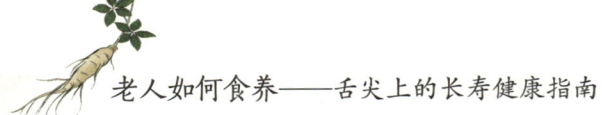

【用法与用量】内服：蒸煮，100～200 g。

【按语】鱼胆有毒不能吃。

鲍鱼

【性味与归经】甘、咸，平。归肝、
肾经。

【功效与应用】养血柔肝，滋阴
清热，益精明目，
行痹通络。用于
骨蒸，咳嗽，青盲
内障，带下，肾虚小
便频数，大便燥结等。

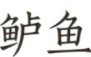

【用法与用量】内服：煮食或煎汤。

鲈鱼

【性味与归经】甘，平。归脾、肾、
肝经。

【功效与应用】益脾胃，补肝肾。
用于脾虚泻痢，消
化不良，疳积，百

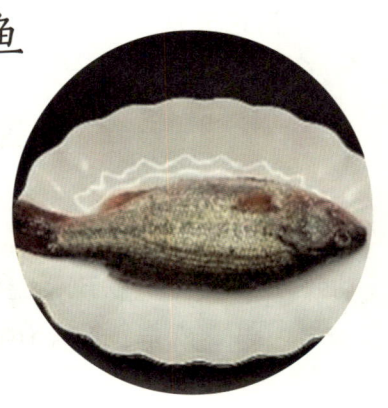

日咳，水肿，筋骨痿弱，胎动不安，疮疡久不愈合。现有用于慢性结肠炎、萎缩性胃炎等症。

【用法与用量】 内服：蒸食或煮食，60～240 g。

【按语】 ①《嘉祐本草》："多食发疮肿，不可与乳酪同食。" ②患有皮肤病疮肿者忌食。

蟹

【性味与归经】 咸，寒。归肝、胃经。

【功效与应用】 清热，散瘀，消肿解毒，益阴补髓，利湿。用于湿热黄疸，产后瘀滞腹痛，跌打骨折筋断，痈肿疔毒，漆疮，烫伤。

【用法与用量】 烧存性研末，或入丸剂5～10 g。

【按语】 ①外邪未清，脾胃虚寒及宿患风疾老年人慎服。②蟹性寒凉，老年人不宜多食。

鳖

【性味与归经】 甘，平。归肝、肾经。

【功效与应用】 滋阴凉血，补虚止泻，截疟。用于阴血亏损所致骨蒸劳热，五心烦热，午后低热，遗精等。现有用于癌症。

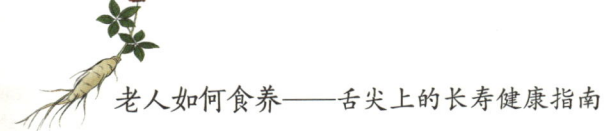
【**用法与用量**】内服：煮食或炖汤服，250～500 g，熬膏或入丸、散。

【**按语**】①脾胃阳虚的老年人忌服。②忌与苋菜同食。③肠胃功能虚弱、消化不良的老年人应慎吃，尤其是患有肠胃炎、胃溃疡、胆囊炎等消化系统疾病的老年患者不宜食用。

虾

【**性味与归经**】甘，温。归肝、肾经。

【**功效与应用**】补肾壮阳，通乳，托毒，祛风痰。用于肾虚阳痿，产妇乳少，麻疹透发不畅，阴疽，恶核，丹毒，臁疮。

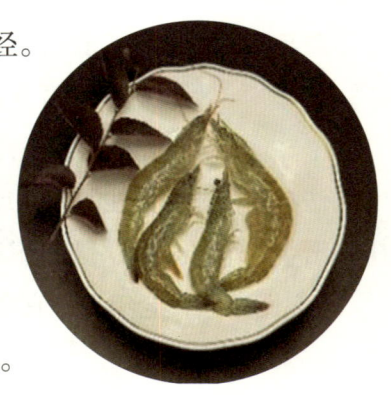

【**用法与用量**】内服：煮食或炒食。

【**按语**】①湿热泻寒、痈肿热痛、疥癞瘙痒老年患者慎服。②臁疮宿疾、阴虚火旺者忌食。

海参

【**性味与归经**】甘、咸，平。归肾、肺经。

【**功效与应用**】补肾益精，养血润燥，止血消炎，和胃止渴。用于精血亏损，虚弱劳祛，阳痿，梦遗，小便频数，肠燥便秘，肺虚咳嗽咯血，肠风便血，外伤出血。

【**用法与用量**】内服：煎汤，煮食，15～30 g。

【**按语**】①脾虚不运、外邪未尽老年患者禁服。②海参不宜与甘草、醋同食。③患急性肠炎、细菌性痢疾、感冒、咳痰、气喘、大便溏薄、出血兼有瘀滞及湿邪阻滞的老年患者忌食。

鲫鱼

【**性味与归经**】甘，平。归脾、胃、大肠经。

【**功效与应用**】健脾和胃，利水消肿，通血脉，止消渴。用于脾胃虚弱，纳少反胃，痢疾，便血，水肿，痈肿，瘰疬，牙疳等症。

【**用法与用量**】内服：煮食或煅研入丸、散，适量。

【**按语**】①不宜和大蒜、砂糖、芥菜、沙参、蜂蜜、猪肝、鸡肉、野鸡肉、鹿肉，以及中药麦冬、厚朴一同食用。②吃鱼前后忌喝茶。

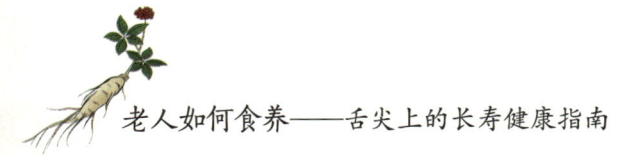

带鱼

【性味与归经】甘，平。归胃经。

【功效与应用】养肝补血，和中开胃，解毒，止血，消瘿瘤。用于病后体虚，疮疖痈肿，外伤出血等。现有用于肝炎，脾胃虚寒饮食减少，妇女围绝经期食少便溏薄，体倦乏力，烦躁不安等症。

【用法与用量】内服：鱼肉煎汤或炖服，150～250 g；或蒸食其油；或烧存性研末。

【按语】①带鱼属动风发物，凡患有疥疮、湿疹等皮肤病或皮肤过敏老年患者忌食；癌症及红斑狼疮患者忌食；痈疖疗毒和淋巴结核、支气管哮喘者亦忌之。②带鱼忌用牛油、羊油煎炸；不可与甘草、荆芥同食。

海蜇

【性味与归经】咸，平。归肝、肾、肺经。

【功效与应用】清热平肝，化痰消积，润肠，止咳，降压，养阴。用于痰饮咳嗽，痰热哮喘，食积痞胀，大便燥结，高血压。

【用法与用量】内服：煎汤，蒸食，煮食或生食（凉拌），30～60 g。

【按语】①生食难以消化，故不可过量。②服用海蜇应忌一切
　　　辛热发物。

鳝鱼

【性味与归经】温，甘。归肝、脾、
　　　　　　肾经。

【功效与应用】益气血，补肝肾，
　　　　　　强筋骨，祛风湿，
　　　　　　止痔血。用于虚
　　　　　　劳，疳积，肾虚
　　　　　　阳痿，腰痛，腰膝
　　　　　　酸软，风寒湿痹，产后淋
　　　　　　沥，久病脓血等。现有用于体虚、痔疮出血等症。

【用法与用量】内服：煮食，100～250 g；捣肉为丸或焙研为散。

【按语】①凡病属虚热及外感病患者不宜食。②鳝鱼不宜与狗
　　　肉、狗血、南瓜、菠菜、大枣同食。

鳕鱼

【性味与归经】甘，平。归脾、胃经。

【功效与应用】滋补强身，和中健脾，活血，止痛，通便。

187

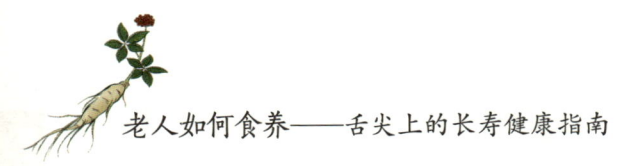

用于跌打骨折，便秘。

【用法与用量】内服：煮食，适量。

【按语】痛风、尿酸过高及皮肤病老年患者慎食。

黄花鱼

【性味与归经】甘，平。归胃、脾、肝、肾经。

【功效与应用】补肾，益气健脾，明目，止痢。用于病后、产后体虚、肾虚腰痛，水肿，视物昏花，头痛，胃痛，泻痢。

【用法与用量】煮食或炖食，100～250 g。

【按语】①黄花鱼是发物，哮喘和过敏体质的老年患者应慎食。

②黄鱼不宜与荆芥、荞麦同食。

第四节 水果类

水果的营养特点：多数新鲜水果含水分85%～90%，维生素C、胡萝卜素以及B族维生素含量非常高，含钾、镁、钙等矿物质，是膳食纤维的重要来源，水果含双糖或单糖较蔬菜多；水果中的果酸如柠檬酸、苹果酸、酒石酸等有机酸含量比蔬菜丰富，能增进食欲，有利于食物消化；水果中含有较多的膳食纤维及果胶，可在一定程度上促进肠道蠕动，加快粪便的形成和排泄，进而缓解便秘情况；同时水果中还含有一定的有机酸、色素以及芳香类物质，这类物质可赋予水果色香味及良好的感官性状，还能在一定程度上增进食欲。

梨

【性味与归经】甘、微酸，凉。归肺、胃、心经。

【功效与应用】生津止渴，清肺化痰。用于肺燥咳嗽，热病烦躁，津少口干，消渴，目赤，疮疡，烫火伤。

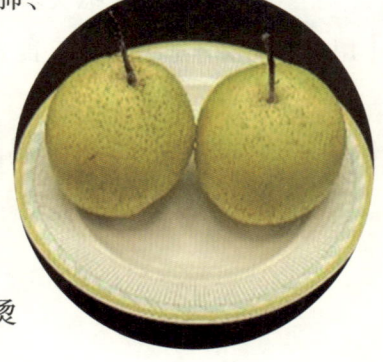

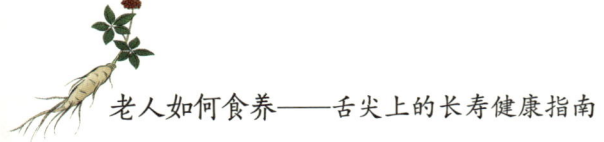

【用法与用量】生食，绞汁饮服，或蒸、煮、煎汤、熬膏等食用。

【按语】①梨含钾元素丰富，可以降低老年人高血压的风险。②梨中的纤维素能够增加肠道蠕动，促进排便，能缓解老年人便秘。③老年脾胃虚寒、腹泻、慢性肠炎、寒痰咳嗽、伤风感冒、消化不良者不宜食用。

橘

【性味与归经】甘、酸，平。归肺、胃经。

【功效与应用】理气和胃，润肺生津。用于消渴，呕逆，胸膈结气。现有用于食欲不振，咳嗽痰多等症。

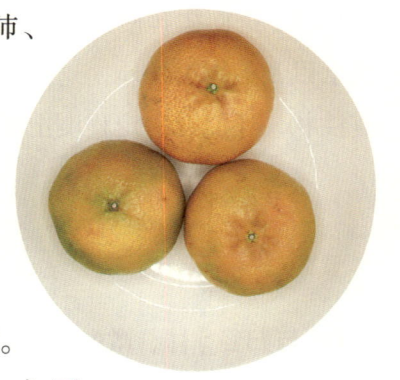

【用法与用量】适量，作食品；亦可蜜煎。

【按语】①不宜与萝卜、牛奶同食。②不可多食，老年风寒咳嗽及有痰者不宜食用。

柠檬

【性味与归经】甘、酸，凉。归肺、
胃经。

【功效与应用】生津解渴，和胃，
化痰。用于胃热
伤津，中暑烦渴，
食欲不振，脘腹
痞胀，肺燥咳嗽等。

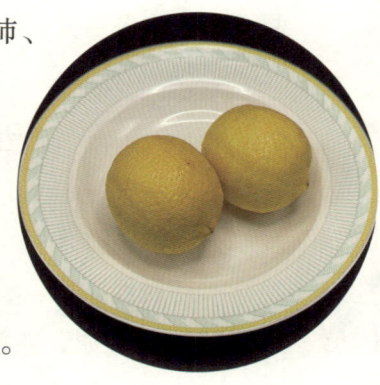

【用法与用量】绞汁饮或生食。

【按语】①老年风寒咳嗽及有痰者、糖尿病者不宜食用。②胃
酸过多者忌食。

芒果

【性味与归经】甘、酸。微寒。

【功效与应用】益胃，生津，止
呕，止咳，利尿，
活血通经。用于
口渴，呕吐，食
欲不振，咳嗽，小
便不利。

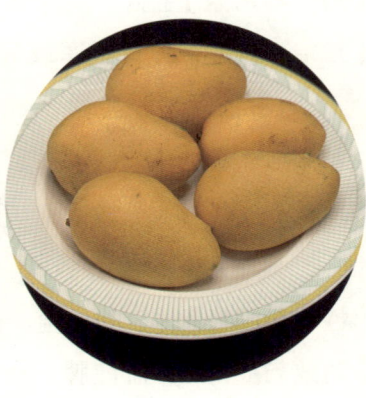

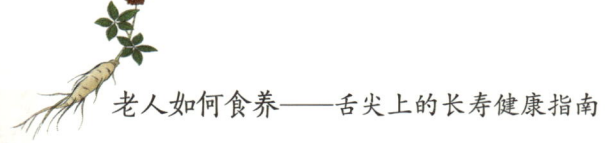

【用法与用量】鲜果剥皮，直接食用。

【按语】①不宜与大蒜同食。②老年皮肤病、肿瘤、糖尿病者忌食。③饱餐后禁食，过敏体质者不宜食用。

西瓜

【性味与归经】甘，寒。归心、胃、膀胱经。

【功效与应用】清热利尿，生津止渴，解暑，除烦，利小便。用于暑热烦渴，热盛津伤，小便不利，喉痹，口疮。

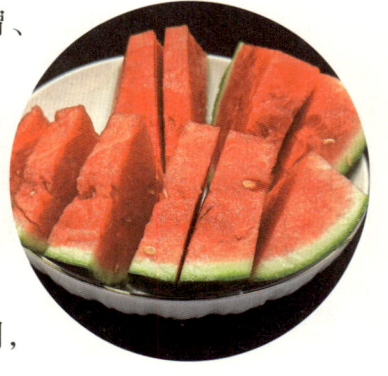

【用法与用量】生食，绞汁饮。

【按语】①老年脾胃虚寒或兼见便溏腹泻者不宜食用。②中寒湿证者禁服。

荔枝

【性味与归经】甘、酸，温。归脾、肝经。

【功效与应用】养血健脾，行气消肿。用于病后体虚，津伤口渴，脾虚泄泻，呃逆，食少，瘰疬。现有用于五更泻，老年阳痿，白带过多等症。

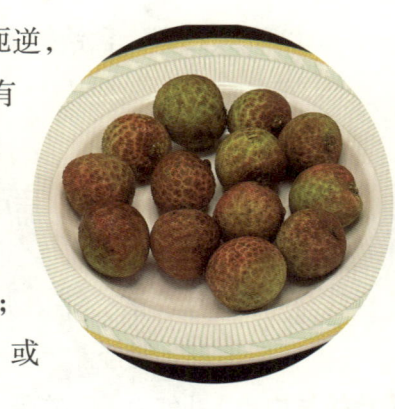

【用法与用量】煎汤，5～10枚；或烧存性研末；或浸酒。

【按语】①老年出血病、阴虚火旺者忌食。②老年便秘、伤风感冒或有急性炎症者，食用荔枝会加重病症。

香蕉

【性味与归经】甘，寒。归脾、胃、大肠经。

【功效与应用】清热，润肠，润肺止咳，解酒毒。用于热病烦渴，便秘，痔疮，肺燥咳嗽，解酒毒。

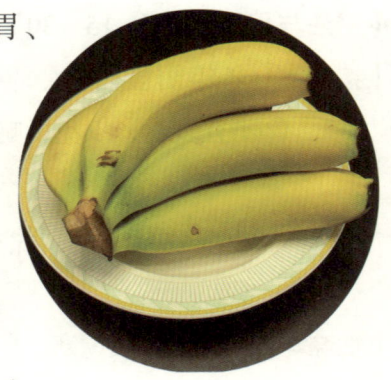

【用法与用量】生食或炖食，1～4支。

【按语】①老年糖尿病、胃酸过多、关节炎或肌肉疼痛者忌食。

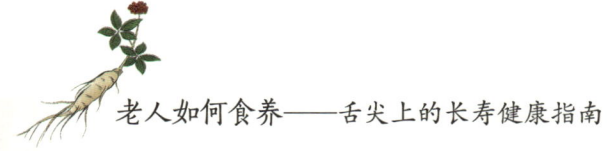

②香蕉性寒，含钠盐多，有明显水肿和需要禁盐者不宜多吃。

葡萄

【**性味与归经**】甘、酸，平。归脾、肺、肾经。

【**功效与应用**】补气血，强筋骨，利小便。用于气血虚弱，肺虚咳嗽，心悸盗汗，烦渴，风湿痹痛，淋病，水肿，痘疹不透。

【**用法与用量**】煎汤，15～30 g；或捣汁，或熬膏，或浸酒。

【**按语**】①老年阴虚内热、胃肠实热或痰热内蕴患者慎服。②不宜多食，以免影响钙的吸收。

猕猴桃

【**性味与归经**】甘、酸，寒。归肾、胃、肝经。

【**功效与应用**】解热，止渴，和胃消食，通淋。用于烦热，消渴，肺热干咳，消化不良，湿热黄疸，石淋，痔疮。

【用法与用量】煎汤，30～60 g；或生
食，或榨汁饮。

【按语】①老年脾胃虚寒者慎
服。②猕猴桃与牛奶同
食会出现腹胀、腹痛、
腹泻。

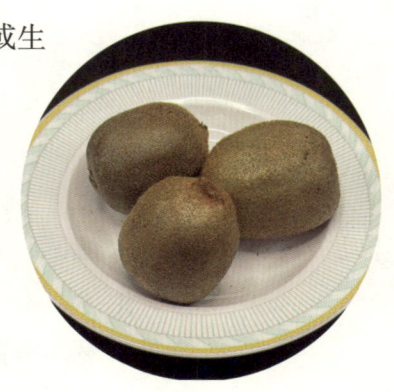

菠萝

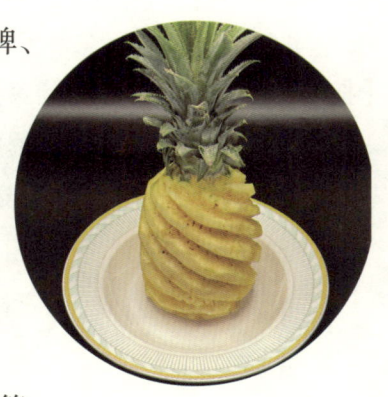

【性味与归经】甘、微涩，平。归脾、
胃经。

【功效与应用】解热止渴，消
食，祛湿。用于
虚热烦渴、水肿，
小便不利，腹泻，
消化不良。

【用法与用量】生食，绞汁，煎汤等。

【按语】菠萝不宜与鸡蛋同食，鸡蛋中的蛋白质与菠萝中的果
酸结合，易使蛋白质凝固，影响消化。

195

苹果

【性味与归经】甘、酸，凉。归肺、
　　　　　　　胃、心经。

【功效与应用】除烦，醒酒，益
　　　　　　　胃，生津。用于
　　　　　　　津少口渴，脾胃
　　　　　　　泄泻，食少腹胀，
　　　　　　　饮酒过度。

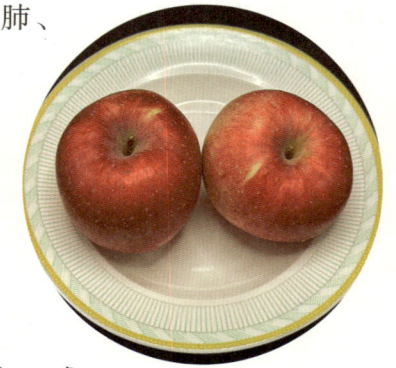

【用法与用量】可生食，或捣汁，或
　　　　　　　熬膏。

【按语】①老年溃疡性结肠炎患者不宜生食。②苹果不可与胡
　　　萝卜同食，易产生诱发甲状腺肿的物质。③老年人不
　　　宜多食，过量食用易致腹胀。④建议加温后食用。

桃

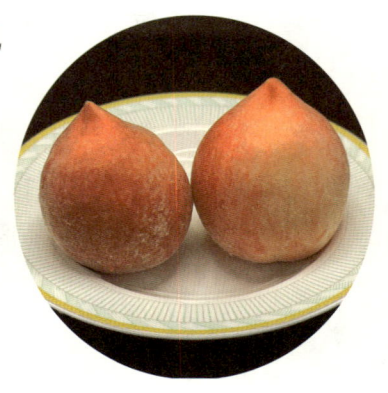

【性味与归经】甘、酸，温。归肺、
　　　　　　　大肠经。

【功效与应用】生津，润肠，活
　　　　　　　血，消积，益气
　　　　　　　血，润肤色。用于

津少口渴，肠燥便秘，闭经，积聚。

【用法与用量】鲜食，作脯食。

【按语】①内热偏盛，易生疮疖，老年糖尿病患者不宜多食。②不宜常食，易生内热。③忌与甲鱼同食。

柚子

【性味与归经】甘、酸，寒。

【功效与应用】消食，化痰，醒酒。用于饮食积滞，食欲不振，醒酒。现有用于咳嗽痰多等症。

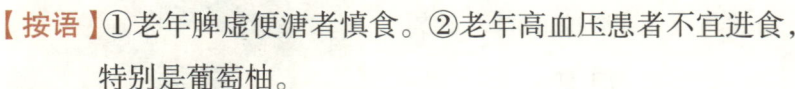

【用法与用量】适量鲜果实去皮后生食。

【按语】①老年脾虚便溏者慎食。②老年高血压患者不宜进食，特别是葡萄柚。

樱桃

【性味与归经】甘、酸，温。归脾，肾经。

【功效与应用】补脾益肾。用于脾虚泄泻，肾虚遗精，腰腿酸

197

痛，四肢不仁、瘫痪。
现有用于风湿关节
疼痛、痛经等症，
也有用于美肤。

【用法与用量】煎汤，30～150 g；
或浸酒。

【按语】①不宜多食，多食令人呕
吐。②溃疡、上火者慎食。
③老年糖尿病者忌食。④热性病、虚热咳嗽及老年便
秘者忌食，肾功能不全、少尿者慎食。

草莓

【性味与归经】甘、微酸，凉。归脾、
胃经。

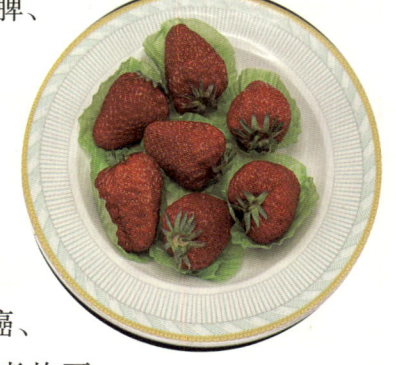

【功效与应用】清凉止酒、健胃
消食。用于口
渴，食欲不振，
消化不良；癌症患
者如鼻咽癌、肺癌、
扁桃体癌、喉癌者均可
食用。

【用法与用量】内服，适量。

【按语】痰湿内盛、肠滑便泻、老年尿路结石者不宜多食。

柿子

【性味与归经】甘、涩，凉。归肺、心、大肠经。

【功效与应用】清热，润肺，生津，解毒。用于咳嗽，吐血，热渴，口疮，热痢，便血。

【用法与用量】内服：适量，作食品；或煎汤；或烧炭研末；或在未成熟时，捣汁冲服。

【按语】①凡老年脾胃虚寒、痰湿内盛、外感咳嗽、脾虚泄泻、疟疾等，禁食鲜柿。②不宜与酸菜、黑枣、鹅肉、螃蟹、甘薯、鸡蛋、白酒、醋同食。

石榴

【性味与归经】甘、酸，温。归脾、肺经。

【功效与应用】止血，驱虫。用于痢疾，肠风下血，崩漏，带下，虫积腹痛，痈疮，疥癣，烫伤。现有用于咽喉炎，口干，音哑，口舌生疮等症。

【用法与用量】鲜石榴果实成熟后，去皮生食，或绞汁饮或煎汤服。

【按语】①不宜与番茄、螃蟹、西瓜、土豆同食。②老年人不
宜多食，多食易伤肺损齿。③石榴果皮有毒，服用时
需注意。

椰子

【性味与归经】甘、辛，平。归心、
脾经。

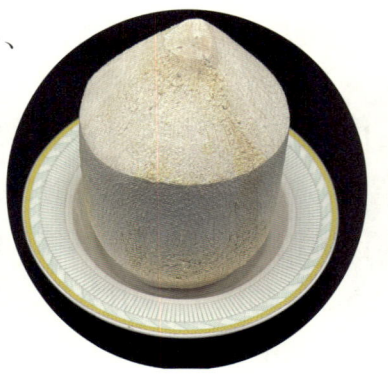

【功效与应用】补脾益肾，催乳，
消疳杀虫。用于
脾虚水肿，腰膝
酸软，产后缺乳，
姜片虫病。

【用法与用量】内服：煎汤，6～15 g。

【按语】①体内热盛者不宜食用。②老年糖尿病患者忌食。

李子

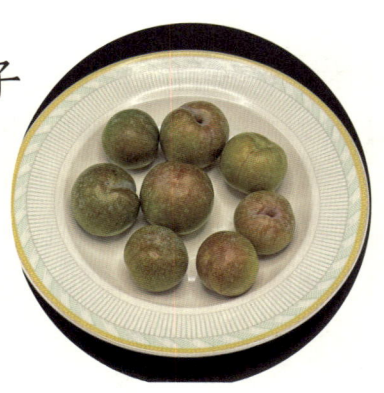

【性味与归经】甘、酸，平。归肝、
脾、胃经。

【功效与应用】清热，生津，消
积。用于虚劳骨

蒸，消渴，食积。

【用法与用量】煎汤，10～15 g；鲜者，生食，每次100～300 g。

【按语】不宜多食，老年人脾胃虚弱者慎服。

枇杷

【性味与归经】甘、酸，凉。归脾、肺经。

【功效与应用】润肺下气，止渴。用于肺热咳喘，吐逆，烦渴。现有用于声音嘶哑，口干等症。

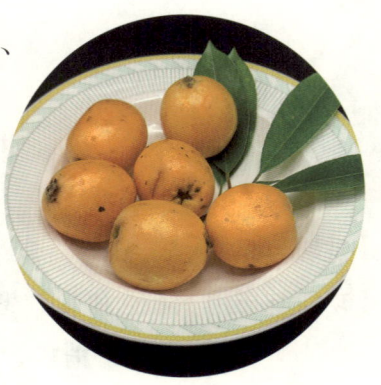

【用法与用量】生食或煎汤，30～60 g。

【按语】老年人脾胃虚寒者不宜多食。

香瓜

【性味与归经】甘，寒。归心、胃经。

【功效与应用】清暑热，解烦渴，利小便。用于暑热烦渴，小便不利，暑热下痢腹痛。现有用于脓血恶痢，痔漏等症。

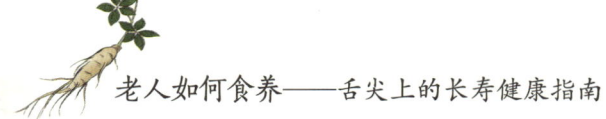

【用法与用量】直接食用，或做成果
脯、蜜饯后食用，
或煎汤，或研末。

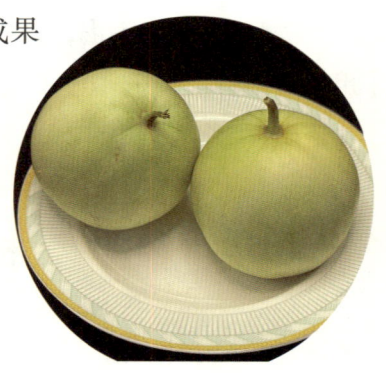

【按语】①老年出血及脾胃虚
寒、腹胀便溏者禁食。
②不宜与田螺、螃蟹、
油饼等同食。

橙子

【性味与归经】酸，凉。归肺、胃经。

【功效与应用】降逆和胃，理气
宽胸，消瘿，醒
酒，解鱼蟹毒。
用于恶心呕吐，
胸闷腹胀，瘿瘤，
醒酒。

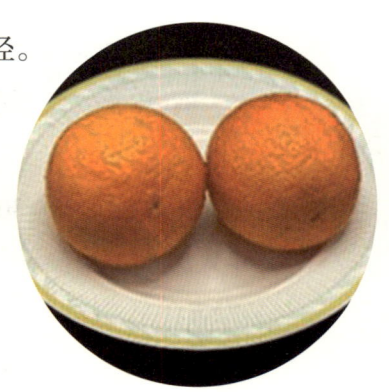

【用法与用量】内服：适量，生食；或煎汤；
或盐腌、蜜制；或制饼。

【按语】①老年人不宜在饭前或空腹食用，易对胃黏膜产生刺
激。②老年阴虚火旺者应慎食。③不宜与牛奶同食。

甘蔗

【**性味与归经**】甘，寒。归肺、脾、胃经。

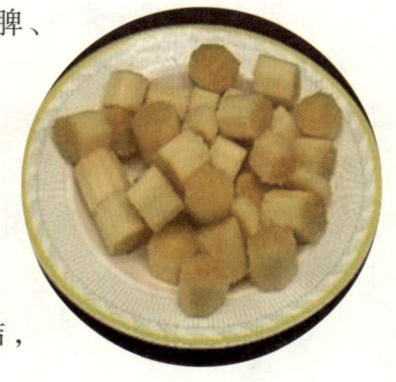

【**功效与应用**】清热生津，润燥和中，解毒。用于烦热，消渴，呕秽反胃，虚热咳嗽，大便燥结，痈疽疮肿。

【**用法与用量**】煎汤，30～90 g；或榨汁饮。

【**按语**】①老年脾胃虚寒、痰湿咳嗽者慎用。②甘蔗有解酒功能，但不能与白酒同食，同食易生痰。

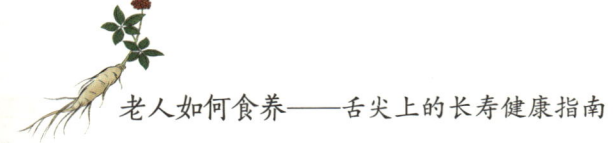

第五节　坚果类

坚果又称硬果、壳果，指果皮坚硬的果实种子，植物的干种子也常归类在坚果类。按营养成分分为两类：一类富含脂肪和蛋白质，如花生、核桃仁、各种瓜子、松子、杏仁、榛子、腰果等；另一类含碳水化合物多而脂肪较少，如栗子、莲子、白果等。硬果类除栗子外所含的蛋白质都较高，均在14%以上。

葵花子

【性味与归经】甘，平。归脾、胃、大肠经。

【功效与应用】透疹，止痢，透痈脓。用于疹发不透，血痢，慢性骨髓炎。现有用于高脂血症，动脉硬化，高血压。

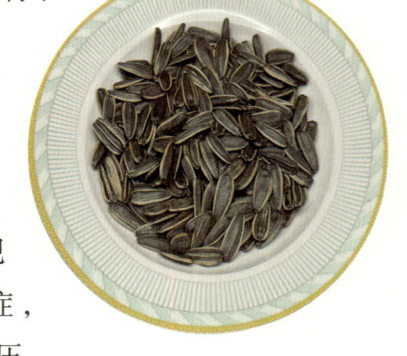

【用法与用量】去壳取仁生嚼，或炒熟食，榨油，煎汤等。

【按语】年老者每次食量不宜过多，以免上火、口舌生疮。

南瓜子

【**性味与归经**】甘，平。归大肠经。

【**功效与应用**】下孔，利水消肿，
驱虫。用于血吸
虫病，钩虫病，
蛲虫病，产后缺
乳，产后手足水
肿，百日咳，痔疮。

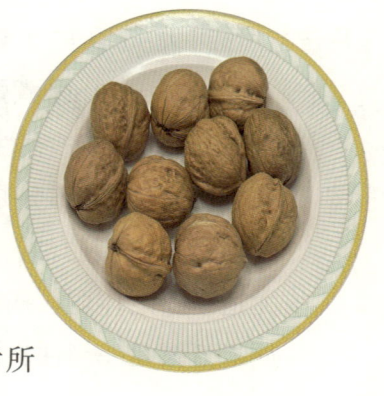

【**用法与用量**】内服：煎汤，30～60 g；
研末或制成乳剂。

【**按语**】老年胃热者宜少食，以免脘腹胀满。

核桃

【**性味与归经**】甘，温。入肾、
肺经。

【**功效与应用**】补肾固精，温肺
定喘，润肠，排
石。胡桃仁质润
并滋补，适于老
年体虚、病后津亏所

致的大便秘结、头晕耳鸣等症。胡桃油有补肾、缓下和驱绦虫等功效，外用可治皮炎、湿疹以及外耳道疖肿。

【用法与用量】去壳取仁生嚼，30～60 g；煮食或炒存性研末服，30～60 g；浸酒。

【按语】老年人痰火积热，阴虚火旺而致咳嗽、泄泻便清者不宜食用。

松子

【性味与归经】甘，温。归肝、肺、大肠经。

【功效与应用】润肺，滑肠。用于肺燥咳嗽、老年虚秘等。

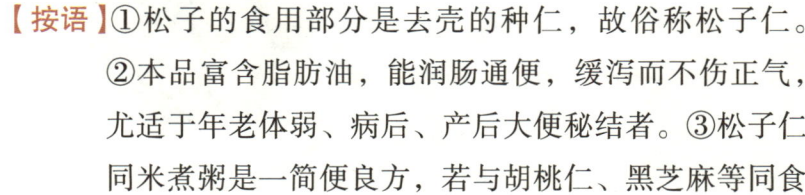

【用法与用量】去壳取仁生嚼，15～30 g；煮粥；炒熟食；或炒存性研末服。

【按语】①松子的食用部分是去壳的种仁，故俗称松子仁。②本品富含脂肪油，能润肠通便，缓泻而不伤正气，尤适于年老体弱、病后、产后大便秘结者。③松子仁同米煮粥是一简便良方，若与胡桃仁、黑芝麻等同食则可增强润肠通便功效。

花生

【性味与归经】甘，平。归脾、肺经。

【功效与应用】润肺，和胃，止咳，利尿，下乳。用于久咳，秋燥；脾胃失调，营养不良；产后缺乳；血小板减少性紫癜等症。

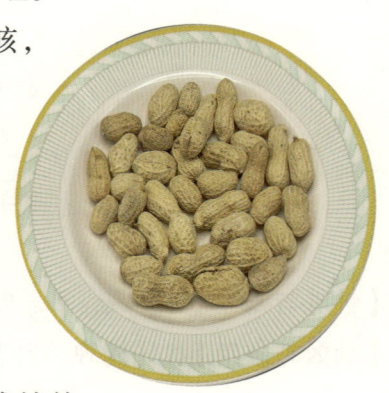

【用法与用量】去壳取仁生嚼，或炒熟食，榨油，煎汤等。

【按语】①花生可降低胆固醇，防止皮肤老化，增强记忆，是一种长寿食品。②体寒湿滞及肠滑便溏者不宜服。③霉花生有致癌作用，不宜食用。

甜杏仁

【性味与归经】甘，平。归肺、大肠经。

【功效与应用】润肺，平喘。甜杏仁味无苦劣之性，对于肺阴

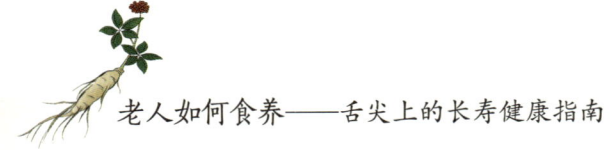

不足，肺气虚的久咳
可用之。

【按语】年老大便溏泻者忌服。

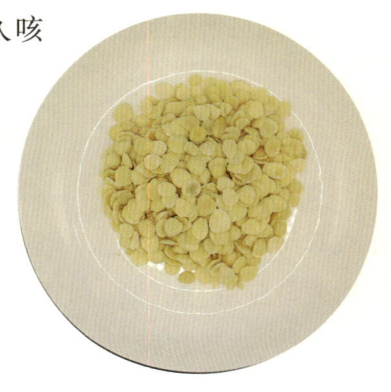

栗子

【性味与归经】甘、咸，平。归脾、肾经。

【功效与应用】益气健脾，补肾强筋，活血消肿，止血。用于
脾虚泄泻，反胃呕吐，腰膝酸软，筋骨折伤肿痛，
瘰疬，吐血，衄血，便血。

【用法与用量】内服：生食、煮食或炒存性研末服，30～60 g。

【按语】①年老食积停滞、脘腹胀满痞闷者禁服。②老年糖尿
病、风湿病患者忌食。

白果

【性味与归经】甘、涩、苦，平。归肺、肾经。

【功效与应用】敛肺气，定喘嗽，止带浊，缩小便，驱虫。

【用法与用量】去壳取仁炖汤，15～30 g；煮食或炒存性研末服，10～15 g。

【按语】①老年有实邪者忌服。②《日用本草》："多食壅气动风。"

莲子

【性味与归经】甘、涩，平。归心、脾、肾经。

【功效与应用】养心，益肾，补脾，涩肠，止血。用于五更泻、久泻，遗精，崩漏，白带，月经过多，漏胎（孕妇阴道流血）等症。

【用法与用量】去壳取仁生食，15～30 g；去壳取仁炖汤，30～50 g；或炒存性研末服。

【按语】①常伴心神不宁，心悸，泄泻，遗精，带下者可常食。②年老中满痞胀及大便燥结者忌服。

第六节　其他类

　　奶制品类，主要含钙（Ca），也含有少量钾（K）、钠（Na）、镁（Mg）、磷（P）等。中国营养学会推荐，老年人每日膳食钙的参考摄入量为1 000 mg。奶制品不仅含钙量高，而且钙与磷比例合适，还有维生素D、乳糖、氨基酸等促进钙吸收的因子，吸收利用率高，是膳食优质钙的主要来源。足量摄入奶类可延缓骨密度下降速度，预防骨质疏松。

　　烹调油类，可分为来自动物脂肪的烹调油（猪油、牛油、黄油等）和来自植物的烹调油（豆油、花生油、菜油、茶油、麻油等）。烹调油多为纯脂肪，在膳食中可供给丰富的热能，延长食物在胃中停留的时间，从而产生饱腹感，同时可增加食物的色、香、味及有助于食物的保温，为食物烹调时的重要原料之一。

　　调味品及佐料类，包括酱油、食醋、酒、糖、生姜、花椒、茴香、桂皮、味精等。食物经过调味，可以增进食欲，有利于营养的吸收。但在使用中要适量，特别是对某些疾病患者更应慎用，如食盐为人体钠的主要来源，但患有肾脏疾病、心血管疾病的老年人应减少食盐的摄入量；如糖类调味品，糖尿病患者忌食，肥胖、高脂血症及痰湿体质的老年人须控制食用量。

牛奶

【**性味与归经**】甘，微寒。归心、肺、胃经。

【**功效与应用**】补虚损，益肺胃。养血，生津润燥，解毒。用于虚弱劳损，反胃噎膈，消渴，血虚便秘，气虚下痢，黄疸。

【**用法与用量**】煮饮，适量。

【**按语**】①忌久煮。②忌空腹食用。③老年脾胃虚寒作泻、中有冷痰积饮者慎服。

羊乳

【**性味与归经**】甘，温。归心、肺经。

【**功效与应用**】润燥补虚。用于肾虚，卒中，干呕，小儿口疮。

【**用法与用量**】煮饮，适量。

【**按语**】①忌久煮。②忌空腹食用。③老年脾胃虚寒作泻、中有冷痰积饮者慎服。

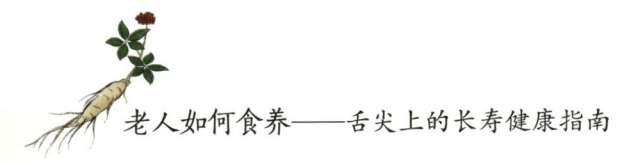

酸奶

【**性味与归经**】酸，甘，平。

【**功效与应用**】具有生津止渴、补虚开胃、润肠通便、降血脂、抗癌症等功效。身体虚弱、气血不足、营养不良、皮肤干燥、肠燥便秘以及患有高胆固醇血症、动脉硬化、冠心病、脂肪肝、消化道癌症等病症者适宜食用；使用抗生素和年老体弱者可常食。

【**用法与用量**】500 g，分次食用。

【**按语**】①老人每日饮用酸奶可改善由于偏食引起的营养缺乏。②胃肠道术后早期、胃酸过多者不宜多饮。③酸奶不宜加热。④空腹不宜喝酸奶。

茶油

【**性味与归经**】甘，凉。归大肠经。

【**功效与应用**】清热化湿，杀虫解毒。主治痧气腹痛，疥癣，烫火伤。

【**用法与用量**】适合煎、炒、烹、炸、凉拌等多种烹饪方式，建议每天摄入量保持在25～30 g。

【**按语**】①经常服用，能抑制衰老，预防高血压、动脉硬化及心血管疾病。②中、老年人食用茶油可以祛火、养颜、明目、乌发和抑制衰老。

橄榄油

【**性味与归经**】甘，平。归脾、胃、肺经。

【**功效与应用**】具有促进消化、保护皮肤、保护血管、降低血糖、润肠通便等功效。

【**用法与用量**】适合煎、炒、烹、炸、凉拌等多种烹饪方式，建议每天的摄入量保持在25～30 g。

【**按语**】①橄榄油可改善血液循环、促进消化、增强内分泌系统功能、可强化骨骼系统、预防癌症，有防辐射、抗衰老、保养皮肤的作用。②患细菌性痢疾、急性胃肠炎、腹泻的老年患者，由于胃肠功能紊乱不宜多食。

花生油

【**性味与归经**】甘，平。归肺、脾、大肠经。

【**功效与应用**】清热解毒，润燥，利肠除积。用于胃肠疾患，便秘，蛔虫性肠梗阻，胎衣不下。外用可用于烫伤。

【**用法与用量**】内服，60～125 g。

【按语】①食用过多对心脑血管有一定影响，而且容易发胖。②患细菌性痢疾、急性胃肠炎、腹泻的老年患者，由于胃肠功能紊乱不宜多食。

麻油

【性味与归经】甘，凉。归大肠经。

【功效与应用】润肠通便，解毒生肌。内服可润肠、润肺，外用可作为软膏及硬膏基质。

【用法与用量】生用或熬熟内服，可拌入膳食一同食用；外用涂搽。每次17～68 mL。

【按语】①常用来炮制某些质地坚硬药材，使之松脆，便于入药。②脾虚便溏的老年患者忌服。

大蒜

【性味与归经】辛，温。归脾、胃、肺、大肠经。

【功效与应用】温中行滞，解毒，杀虫。可用于脘腹冷痛，泄泻，肺痨，痈疖肿毒，

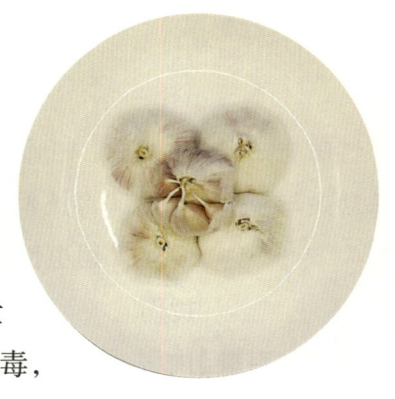

肠痈，癣疮，蛇虫咬伤，钩虫病，蛲虫病，带下阴痒，疟疾，喉痹，水肿。

【用法与用量】煎汤，5～10 g；生食或煮、煨服食，或捣烂为丸。煮食、煨食宜量大；生食，宜量小。

【按语】①阴虚火旺及目疾、舌喉口齿诸疾均不宜服用。②胃溃疡及十二指肠溃疡或慢性胃炎的老年患者忌食。

米醋

【性味与归经】酸、苦，温。归肝、胃经。

【功效与应用】散瘀消积，止血，解毒。用于产后血晕，癥瘕积聚，吐血，衄血，便血，鱼肉菜毒，痈肿疮毒。现有用于胆道蛔虫，急、慢性传染性肝炎等症。

【用法与用量】煎汤，10～30 mL；或浸渍；或拌制。

【按语】①不宜多食，可伤筋软齿。②脾胃湿盛、外感初起者忌用。③溃疡患者不宜食用。④不宜用铜器烹调醋。

白酒

【性味与归经】甘、苦、辛，温；有毒。归心、肝、肺、胃经。

【功效与应用】温通经脉，舒筋散寒止痛，引行药势。用于风寒痹痛，筋脉挛急，胸痹，心痛，脘腹冷痛。

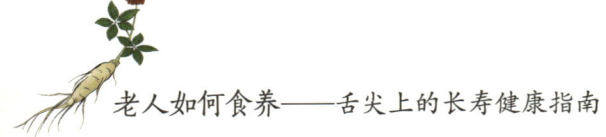
【用法与用量】适量，温饮；或与药同煎；或浸药。白酒常用于浸泡药酒。黄酒常用于药膳调料。

【按语】①高血压病、心脑血管病患者，肝功能不佳或者有肝病的老年患者禁用。②阴虚、失血患者及湿热甚者禁服。

辣椒粉

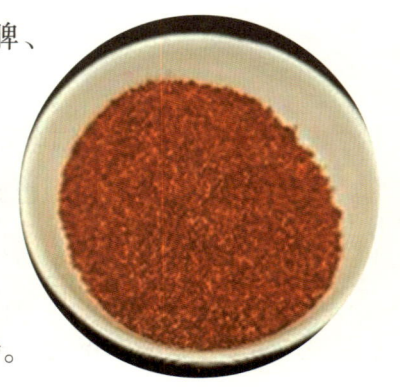

【性味与归经】辛，热。归心、脾、胃经。

【功效与应用】温中散寒，开胃消食。用于脾胃虚寒之脘腹冷痛，呕吐，泻痢，风湿痛的老年患者。

【用法与用量】入丸、散，1～3 g。

【按语】阴虚火旺及诸出血的老年患者禁服。

白糖

【性味与归经】甘，平。归脾、肺经。

【功效与应用】和中缓急，生津润肺。用于中虚腹痛，口干燥咳。

【用法与用量】入汤或含化。10～15 g。

【按语】痰湿或中满纳差者不宜食用。

食盐

【性味与归经】咸，寒。归胃、肾、大小肠经。

【功效与应用】清火，凉血，解毒，涌吐。可用于食停上脘，心腹胀痛，胸中痰癖，二便不通，齿龈出血，喉痛，牙痛，目翳，疮疡，毒虫螫伤。

【用法与用量】内服时沸汤溶化，每天不超过6 g；作催吐用宜炒黄，11～22 g。

【按语】①食盐内服具有降火益肾等功效。②可作为清热解毒的外用药物来冲洗伤口。③患有肾脏疾病、心血管疾病、咳嗽的老年患者应慎食。

酱油

【**性味与归经**】咸，寒。归胃、脾、
肾经。

【**功效与应用**】解热除烦，解毒。
可用于治烫伤、
抗氧化、预防卒
中等。

【**用法与用量**】内服、外用。内服
时每人每日总用量不超过
10 g。

【**按语**】①患有高血压、高尿酸的老年人应注意控制酱油的摄
入。②多食则生痰动气。

八角茴香

【**性味与归经**】辛、甘，温。归脾、
肾经。

【**功效与应用**】温阳散寒，理气
止痛。可用于治
疗中寒呕逆、寒
疝腹痛、肾虚腰痛、

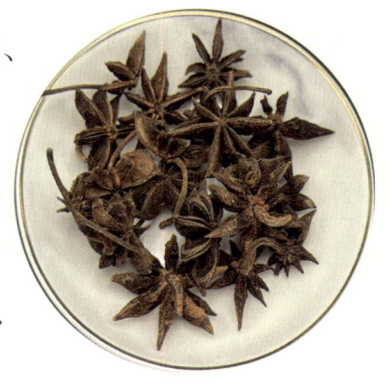

干湿足癣。

【用法与用量】内服：煎汤，3～6 g，或入丸、散。外用：适量，研末调敷。

【按语】①八角茴香适于肝郁气滞，胃气上逆，有慢性胃炎的老年患者食用。②阴虚火旺者慎用。

花椒

【性味与归经】辛，温。归脾、肺、肾经。

【功效与应用】温中止痛，杀虫止痒。可用于脘腹冷痛，呕吐泄泻，虫积腹痛；外治湿疹，阴痒等症。

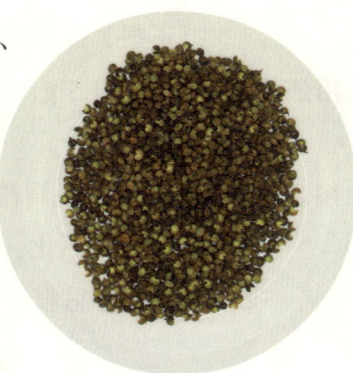

【用法与用量】内服煎汤，3～6 g。外用：适量，煎汤熏洗。

【按语】①阴虚火旺者忌服。②肺胃有火，有咳嗽多痰、大肠积热下血症状的老年患者不宜食用。③水肿黄疸因于脾虚而无风湿邪气者不宜用。

胡椒

【**性味与归经**】辛，热。归胃、大
肠经。

【**功效与应用**】温中散寒，下
气，消痰。可
用于胃寒呕吐，
腹痛泄泻，食欲
不振，癫痫痰多者。

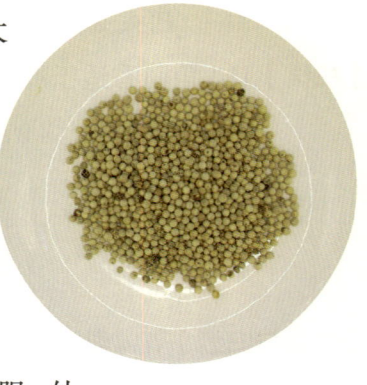

【**用法与用量**】0.6～1.5 g，研粉吞服；外
用适量。

【**按语**】①胡椒性热，凡胃冷咽遂，宿食不消，心腹冷痛，大
肠虚寒，完谷不化，寒痰积冷，四肢如冰者均宜食之。
②阴虚有火者忌服。

第六章

老年人常见健康问题药膳食疗

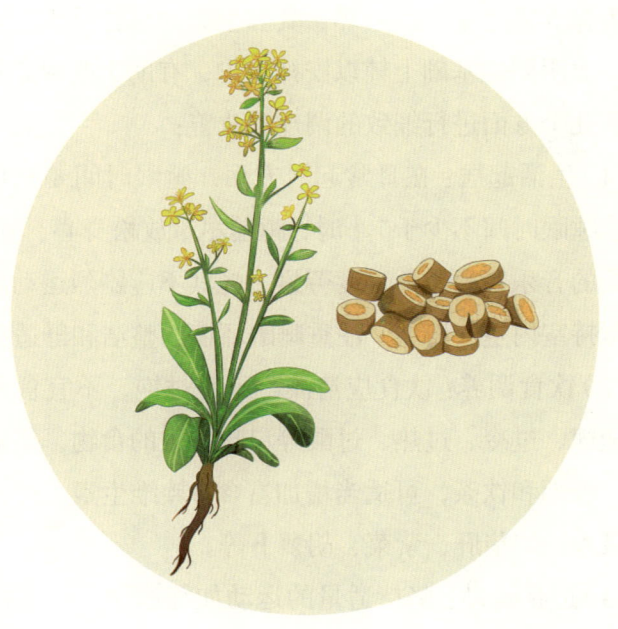

第一节　失眠的药膳食疗

　　失眠是指无法入睡或持续睡眠时间不足的一种睡眠障碍，由于睡眠质量不佳，常常影响日常生活和工作。在中医理论中，失眠通常与精神紧张、心神不安、阴阳失衡以及脏腑功能失调相关。据统计，失眠在老年群体中的发生率高达50%，且随着年龄增长，发病率逐渐上升。失眠虽然可以通过药物治疗缓解，但养生保养也是重要的一环，其养生原则应在补虚泻实、调整脏腑气血阴阳的基础上辅以安神定志，有助于改善症状。可以从以下几个方面进行细致的调理和改善：

　　（1）生活起居：在日常起居方面，睡眠时间要充足，应保证每晚睡眠时间不少于7小时，睡前尽量放松身心，可以泡脚、听轻松的音乐等，避免过度劳累，尤其不应剧烈运动或过度兴奋，保持室内空气清新，注重睡眠环境的整洁和舒适度。

　　（2）饮食调养：饮食应清淡，不宜过饱，不宜食用过度油腻和辛辣、过冷、过热、过酸等口味较重的食物，须避免过度饮酒、吸烟和饮茶，可适当增加富含B族维生素、钾、镁等食品的摄入，如猪肝、紫菜、胡萝卜等。

　　（3）适量运动：坚持适量的运动如练瑜伽、打太极拳、散步等，有助于调节身体功能。

　　（4）情志调节：刻意想要入睡反而会适得其反，应顺应自然的睡眠节奏，试着保持一种平和的心态，通过积极的自我暗示和心理素质的培养以减轻精神压力，从而更容易进入梦乡。

药膳一

山药薏苡仁糕

对　　症：适用于因脾胃虚弱导致失眠的老年人群。

功　　效：补脾益胃、安神养心。

食用药材：山药100 g，薏苡仁50 g，糯米100 g，冰糖适量。

烹饪方法：山药、薏苡仁、糯米分别清洗浸泡30分钟，薏苡仁和糯米沥干水后倒入砂锅中加适量清水，而后山药切片放入砂锅，大火煮沸后转小火煮熟至糊状，最后加入适量的冰糖搅拌均匀，继续煮3～5分钟，煮好的糕糊倒入模具中，待凉后即可食用。

食用方法：切块，每日早、晚各一块，可长期食用。

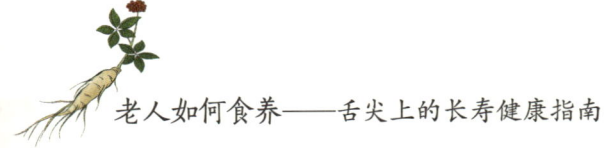
中医小贴士

山药：始载于《神农本草经》，别名薯蓣、山芋、怀（淮）山药、白药子、怀（淮）山。其味甘，性平，归脾、肺、肾经。具有补脾养肺，固肾益精的功效。

薏苡仁：始载于《神农本草经》，别名苡仁、苡米。其味甘、淡，性凉，归脾、胃、肺经。具有利水渗湿，健脾止泻，除痹，排脓，解毒散结等功效。

药膳二

熟地大枣粥

对　　症：适用于血虚引起的失眠、神经衰弱、健忘等症状的人群。

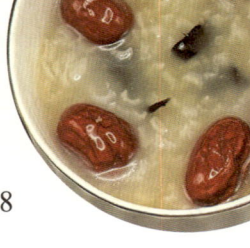

功　　效：养血安神，补益心脾，健脾补血，安定情绪，改善睡眠。

食用药材：熟地黄10g，大枣5～8枚，糯米适量。

烹饪方法：糯米洗净，浸泡半小时备用，熟地黄用清水浸泡30

分钟，切成小块，将准备好的糯米、熟地黄和大枣一同放入煮锅中，加入适量的清水煮沸，然后转小火，慢慢熬煮至糯米酥烂成粥状。

食月方法： 每晚睡前一碗，温热食用。

[中医小贴士]

熟地黄：《神农本草经》中记载"主实劳羸瘦，泻病邪，除恶血，安三脏"。其味甘，性温，归肝经、肾经。具有补肝肾、提高免疫力、抗氧化、抗炎、降血糖、降脂等作用。

大枣： 始载于《神农本草经》，别名壶、木蜜、干枣、美枣、凉枣。其味甘，性平，归脾、胃经。具有补中益气，养血安神等功效。

第二节　便秘的药膳食疗

便秘是指大便积存、排出困难而导致身体不适的病症。便秘的主要表现包括排便时间间隔长、大便干燥、排便困难、大便量少、大便形态不正常等。在中医理论中，便秘是一种常见的消化系统疾病，其发病原因多种多样，包括饮食不当、情志失调、劳逸过度、体质虚弱等因素。便秘的中医养生原则主要是调和阴阳、补虚泻实，并注重脾胃功能的调整。便秘人群应当积极建立良好的生活饮食习惯，以改善便秘状况。可以从以下几个方面进行调养：

（1）生活起居：应建立一个规律的生活作息时间表，保持固定的睡觉和起床时间，睡前放松，避免压力和焦虑，养成每天定时排便的习惯。

（2）饮食调养：饮食应以清淡易消化为主，多吃富含膳食纤维的食物，如蔬菜、水果、全谷类、豆类等，避免过食辛辣、油腻等刺激性食物。同时，保证充足的水分摄入，以软化大便，便于排出。

（3）适量运动：避免过度久坐，保持适度运动，如散步、慢跑、打太极拳等有氧运动，以及腹部按摩有利于促进肠道蠕动、刺激排便。

（4）情志调节：情绪不稳定可能会影响肠道功能，加重便秘症状，应学会放松身心、排解压力，保持良好的情绪状态和积极乐观的心态，进行适当的休闲娱乐和社交活动。

药膳一

黄芪蜂蜜饮

对　　症：适用于因气虚或肠燥引起的便秘。

功　　效：补益脾肺，理气消滞，润肠通便。

食用药材：黄芪30 g，陈皮10 g，蜂蜜30 g。

烹饪方法：将黄芪和陈皮加入适量的水中，煮沸后转小火煮20分钟；煮好后，将汤汁过滤出来，取汁约300 mL；将蜂蜜加入汤汁中，搅拌均匀即可。

食用方法：每日饮用1次，可作为早餐饮料。

[中医小贴士]

黄芪：始载于《神农本草经》，别名黄耆、王孙、绵黄芪。其味甘，性微温，归脾、肺经。具有补气升阳，益卫固表，利水消肿，脱毒生肌的功效。

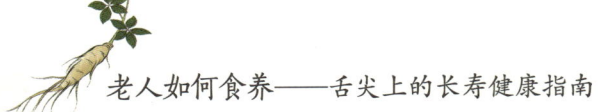

蜂蜜:《本草纲目》中记载"和营卫,润脏腑,通三焦,调脾胃"。其味甘,性平,归肺、脾、大肠经。具有补中,润燥,止痛,解毒的功效。

药膳二

芦荟蜜梨汤

对　　症: 适用于大便干燥、排便困难,伴有口干、口苦、烦躁等热症者。

功　　效: 通便润燥,清热解毒。

食用药材: 芦荟15 g,蜜梨1个,蜂蜜适量。

烹饪方法: 芦荟和蜜梨洗净、削皮,切成小块放入锅中,加入适量清水,煮沸后转小火煮约15分钟,直到芦荟熟软,将煮好的芦荟、梨块捣烂,过滤掉渣,取得的汁液加入适量蜂蜜搅拌均匀。

食用方法: 每晚睡前饮用1次,温热服用。

中医小贴士

芦荟:《本草纲目》中记载"主泻热通便，清热解毒，消炎，利尿，润肠通便"。其味苦，性寒，归肝、胃、大肠经。具有抗炎、抗菌、抗病毒的作用。

蜜梨:《千金食治》中记载"除客热气，止心烦"。其味甘，性寒，归肺胃经。具有生津润燥、清热化痰的功效。

第三节　消化不良的药膳食疗

消化不良是指由于脾胃功能失调所引起的消化系统功能障碍，包括食欲不振、胃脘不适、消化道胀气、腹胀、恶心、呕吐、饱胀感等症状。在中医理论中，消化不良常与脾胃虚弱、湿热蕴结、气滞血瘀等病机有关，其养生原则主要是调和脾胃、理气通降、消食化积，并注重整体调理，重在平常的保养。可以从以下几方面进行调养：

（1）生活起居：维持规律的作息习惯，确保充足的睡眠时长，戒熬夜与过度劳累，保持愉悦的心情，避免过度焦虑和压力，并妥善安排工作与休息时间，这些都是保障身心健康的重要原则。

（2）饮食调养：应以清淡、易消化、高纤维为主，避免油腻、辛辣、刺激性食物的摄入。推荐多摄取富含糖类、蛋白质和维生素的食物，如红薯、甘蔗、牛奶、鱼类、四季豆及南瓜等。应避免暴饮暴食或过度饥饿，适量控制饮食量，并养成细嚼慢咽的良好饮食习惯。

（3）适量运动：适度的运动，如散步、练瑜伽和打太极拳等，有助于促进血液循环和改善消化功能。但应避免剧烈运动或过度劳累，以免对身体造成过大的负担，进而对消化功能产生不良影响。

（4）情志调节：我们还需时刻关注自己的情绪状态，避免过度焦虑、忧郁等不良情绪的产生，以免造成脾胃功能失调，加重消化不良症状。为了有效地管理和舒缓压力，可以尝试参与冥想、瑜伽等心灵放松的活动，以维持内心的平静与稳定。

药膳一

陈皮粥

对　　症：适用于有食欲不振、消化不良、咳嗽痰多、胸闷呕吐等症状的老年人。

功　　效：健脾开胃，行气化痰，宽胸止呕。

食用药材：陈皮10 g，大米100 g，大枣10颗，冰糖适量。

烹饪方法：将陈皮洗净，用清水浸泡30分钟后切成细丝备用；大米淘洗干净，放入锅中，加入适量的清水；将切好的陈皮丝加入锅中，一同煮沸；煮沸后转小火，慢煮至大米熟烂，粥变得浓稠；若喜欢甜味，可以在粥中加入冰糖调味。若喜欢更丰富的口感，可以加入大枣一同煮；搅拌均匀后，关火焖5分钟即可。

食用方法：每日1碗，连续食用3～5日。

【 中医小贴士 】

陈皮：始载于《神农本草经》，别名贵老、黄橘皮、红皮。其味辛、苦，性温，归脾、肺经。具有理气调中，燥湿化痰的功效。

大米：始载于《名医别录》，其性平味甘，无毒，归胃经、肺经、脾经。主治泻痢、胃气不足、口干渴、呕吐、诸虚百损等。平时不宜多食精制后的细粮。

药膳二

山楂粥

对　　症：适用于食物积滞、胃脘胀满的人群。

功　　效：健胃消食，行气散瘀。

食用药材：山楂20 g，糯米100 g。

烹饪方法：山楂洗净，去核切成小块；糯米洗净后，加入清水浸泡20分钟沥干备用；将沥干的糯米放入锅中煮熟至粥状，在煮熟的粥中加入山楂块，继续煮10分钟，直至山楂熟软。

食用方法： 每日早晚空腹食用，每次1碗。可以加入适量的蜂蜜或红糖调味。

中医小贴士

山楂： 始载于《神农本草经》，别名山里果、山里红、酸里红。其味酸、甘，性微温，归脾、胃、肝经。具有消食健胃，行气散瘀的功效。

糯米： 始载于《千金要方·食治》，别名江米、元米。其味甘，性温，归脾、胃、肺经。具有补中益气，健脾止泻，缩尿，敛汗，解毒等功效。

233

第四节　眩晕的药膳食疗

眩晕是指感觉到自身或周围的物体旋转、晃动、摇晃或不稳定的感觉，伴随着头晕、头重、乏力、恶心、出汗等不适症状。中医学认为眩晕可以出现于多种疾病，其中包括气血不足、阳气上亢、肝风内动等因素，这些因素可能导致气血运行不畅、气滞血瘀，从而引发眩晕症状。中医对眩晕的认识强调辨证施治，并注重综合调理，以达到促进身体康复的目的。眩晕的中医养生原则主要是调和气血、平衡阴阳，并注重脏腑功能的调整。可以从以下几个方面进行调养：

（1）生活起居：在日常起居中，应建立并维持一种规律的生活模式，每天都应确保在相同的时间入睡和起床，以维持生物钟的稳定，同时应避免长时间使用电脑、手机等电子设备。

（2）饮食调养：通过增加摄入富含粗纤维的食物，如全麦、糙米、燕麦、豆芽、芹菜、韭菜、木瓜、葡萄、香蕉等，可以有效促进肠道的蠕动，进而改善脾胃功能。为了维护消化系统的健康，应避免长时间空腹或暴饮暴食，保持适度饮食习惯的同时，还应尽量避免食用辛辣、油腻和刺激性食物，如辣椒和酒，以免诱发头晕等不适症状。

（3）适量运动：适当的运动锻炼有助于增强体质和改善血液循环，对预防眩晕也有一定帮助。建议选择适合自己的运动方式，如散步、打太极拳等，避免剧烈运动和过度劳累。

（4）情志调节：情绪的稳定对于缓解眩晕症状非常重要。学会放松自己，避免过度焦虑和压力。寻找适合的方法来缓解情绪，如深呼吸、冥想或进行轻松的活动。

药膳一

川芎炖银耳

对　　症：适用于晕眩、头晕、眼花、头痛等症状的人群。

功　　效：活血化瘀，清热明目。

食用药材：川芎10 g，银耳15 g。

烹饪方法：川芎和银耳洗净，泡发后剥成小块备用，将川芎、银耳和适量清水放入砂锅中，大火煮沸后转小火炖煮2小时，直到银耳完全煮烂，可根据个人喜好加入适量冰糖调味。

食用方法：每日1次，连续食用7日为1个疗程。

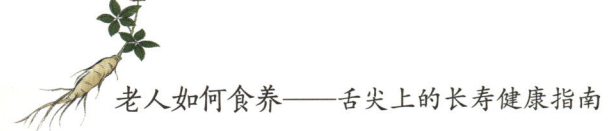

川芎：始载于《神农本草经》，属于活血止痛药。其味辛，性温，归肝经、胆经、心包经。具有行气开郁，祛风燥湿，活血止痛的功效。

银耳：始载于《神农本草经》，别名白木耳、白耳、桑鹅、五鼎芝、白耳子。其味甘、淡，性平，归肺、胃、肾经。具有滋阴润肺，生津养胃的功效。

药膳二

天麻炖鸡

对　　症：适用于肝阳上亢、肝风内动所致的头目眩晕，同时伴有记忆力减退的人群。

功　　效：平肝熄风，镇静安神。

食用药材：天麻30g，老母鸡1只，老姜5片，料酒适量。

烹饪方法：老母鸡洗净剁成小块，焯水后冲洗干净；天麻用微波炉小火转30秒变软，切片；砂锅加入清水，放老姜片、天麻片、老母鸡煮开，倒入适量料酒，开小火慢炖2小时；加适量盐调味，再炖10分钟即可出锅。

食用方法：每日1次，建议连续食用3～5日。

[中医小贴士]

天麻：始载于《雷公炮炙论》，别名定风草、赤箭。其味甘，性平，归肝经、心经。具有平抑肝阳，祛风通络的功效。

鸡肉：始载于《本草纲目》，别名丹雄鸡、烛夜。其味甘，性微温，归脾、胃经。具有温中补脾，益气养血，补肾益精的功效。

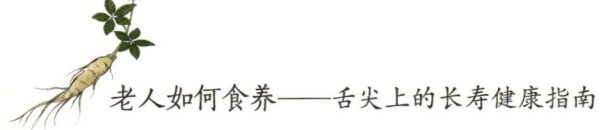

第五节　肢体酸痛的药膳食疗

肢体酸痛是一种常见的身体不适症状，主要指肌肉、关节或骨骼的疼痛感，并且带有一定程度的酸胀感。肢体酸痛常伴随疲乏、无力等感觉，严重者可影响个体的工作生产和生活质量。中医认为其发病原因多样，可能涉及气血不和、风寒湿邪侵袭、肝肾不足等因素。肢体酸痛的中医养生原则主要是调和气血、温通经络、补益肝肾，并注重整体调理。建议从以下几个方面调养：

（1）生活起居：在起居方面，应确保不过度疲劳，保持充足的睡眠，并注重正确的坐姿和站姿。定期进行按摩和理疗有助于促进血液循环和淋巴循环，从而缓解肌肉疲劳和酸软。

（2）饮食调养：在饮食方面，适量摄入温补、活血化瘀的食物，如羊肉、牛肉、鸡肉、山楂、桃子、葡萄和大枣等，能够温通经络、补养肝肾、活血祛瘀。同时，增加富含蛋白质、钙、维生素C和维生素D的食物，如鸡蛋、牛奶、胡萝卜和瘦羊肉等，有助于增强肌肉力量和预防骨质疏松。但应尽量避免辛辣、油腻和刺激性食物，以及过度饮酒和吸烟。

（3）适量运动：在运动方面，每日适度地活动，如散步、练瑜伽和打太极拳，能够增强心肺功能。加强肌肉锻炼，避免长时间维持同一姿势，同时在肌肉酸痛时可以进行轻度拉伸运动。重要的是，应避免过度运动和突然增加运动强度，以免引发肌肉疲劳和酸软。

（4）情志调节：在情志方面，学会放松身心，通过冥想或深呼吸等方式缓解情绪紧张和压力，并保持良好的社交关系，避免过度思考和焦虑，对整体健康至关重要。

药膳一

黑豆杜仲猪尾汤

对　　症：适用于久坐久站、缺少运动等不良生活习惯导致腰酸背痛的人群。

功　　效：补益肝肾，强筋壮骨。

食用药材：黑豆100 g，猪尾骨1根，杜仲10 g，枸杞子适量。

烹饪方法：黑豆洗净，温水浸泡1小时；猪尾骨斩成小段，冷

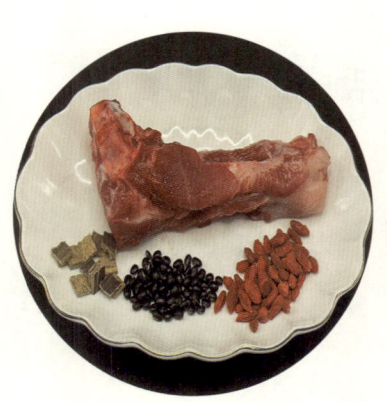
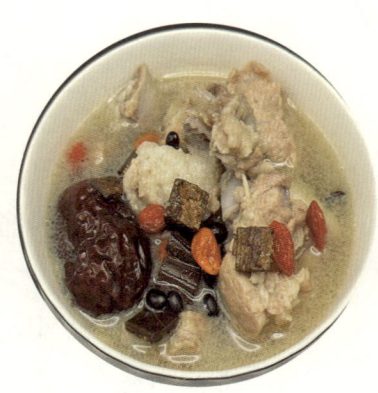

水入锅，焯去血水，捞出洗净；砂锅中倒入适量清水，放入猪尾骨、黑豆、杜仲、枸杞子、姜片，可放少许料酒，大火煮开后，转小火煲1小时，出锅前加盐调味即可。

食用方法：随餐饮用，每日1次，每周2～3次。

中医小贴士

黑豆：《本草纲目》中记载"补肾气，调中下气，利水道，除热解毒"。其味甘，性平，归脾经、肾经。具有补肝肾，强筋骨，暖肠胃，明目活血，利水解毒的功效。

杜仲：始载于《神农本草经》。其味甘，性温，归肝、肾经。具有补肝肾，强筋骨，温阳壮阳的功效。注意阴虚火旺者慎用。

药膳二

桂枝羌活粥

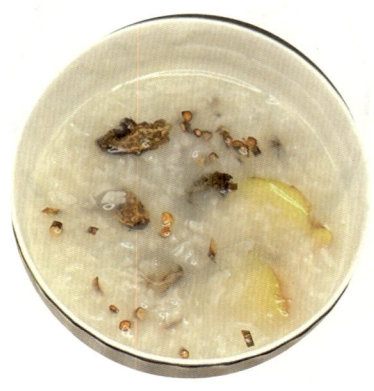

对　症：适用于因风寒湿邪引起的肢体酸痛的人群。

功　效：温经散寒，祛风除湿，止痛消炎。

食用药材：大米100 g，桂枝10 g，羌活10 g，生姜3片，红糖
适量。

烹饪方法：将大米洗净，与桂枝、羌活、生姜一同放入锅中，
加适量清水，煮粥至熟，加红糖调味即可。

食用方法：每日1次，连续食用半个月。

中医小贴士

桂枝：始载于《唐本草》。其味辛、甘，性温、归心、肺、膀胱经。
具有发汗解肌，温经通脉，助阳化气，散寒止痛的功效。注意
凡温热病及阴虚阳盛、血热妄行、孕妇胎热以及产后风湿伴有
多汗等症均忌用。

羌活：《本草纲目》中记载"主风寒湿痹，疗筋骨拘挛"。其味辛、
苦，性温，归膀胱、肾经。具有散寒，祛风，除湿，止痛等功
效。注意血虚痹痛，阴虚头痛者慎用。

第六节　耳鸣的药膳食疗

耳鸣是指在没有外界声音刺激下，耳内或颅内产生嗡嗡、嘶鸣、呼啸等声音的异常声幻觉，可以是连续性或间歇性的声音。中医认为，耳鸣常与脏腑的功能失调和气血运行不畅有关，如肝肾阴虚、脾肾阳虚、肝胆火旺、气血不和、瘀血内停等。耳鸣的中医养生原则主要是调整全身的气血平衡，改善肝肾功能。为了缓解耳鸣症状，我们需要从多方面进行综合调理。

（1）生活起居：在起居方面，保持充足的睡眠是至关重要的，避免熬夜，每晚确保7～8小时的睡眠可以帮助减轻耳鸣。此外，应尽量避免长时间暴露在嘈杂的环境中，使用耳塞或耳罩等来减少噪声对耳朵的刺激。

（2）饮食调养：在膳食方面，要避免食用辛辣、油腻等刺激性食物，可增加富含B族维生素和维生素E的食物摄入，如胡萝卜、菠菜、韭菜、芹菜、生菜等，以促进耳鸣的康复。同时，保持饮食均衡，多吃新鲜蔬菜、水果等有益身体健康的食物。

（3）适量运动：在运动方面，适度的有氧运动如练瑜伽可以促进身体健康，有助于减轻耳鸣的症状，促进身体的平衡和健康。

（4）情志调节：情志舒畅也非常重要，积极调整自己的情绪，适当地休息和放松可以帮助减轻耳鸣症状，促进身体的健康。

药膳一

山茱萸粥

对　　症: 适用于肝肾不足、头晕目眩、耳鸣腰酸等症。

功　　效: 补益肝肾，涩精敛汗。

食用药材: 山茱萸肉15～20 g，粳米100 g，白糖适量。

烹饪方法: 先将山茱萸肉洗净，去核；将处理好的山茱萸肉与粳米一同放入砂锅内，加入适量的水；煮粥至熟，待粥将熟时，加入白糖稍煮即可。

食用方法: 每日1～2次，3～5日为1个疗程。

⌈中医小贴士⌉

山茱萸肉: 始载于《神农本草经》。其性微温，味酸、涩，归肝、肾经。具有补益肝肾、涩精固脱的功效，主治肝肾不足，头晕目眩，耳鸣，腰酸等。凡命门火炽，强阳不痿，素有湿热，小便淋涩者忌服。

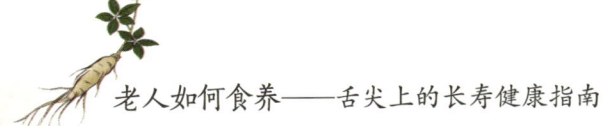

粳米：始载于《名医别录》，别名大米、白米、稻米。其味甘，性平，归脾、胃、肺经。具有健脾益气，和胃除烦，止泻止痢的功效。

药膳二

鸽蛋炖百合

对　　症： 适用于耳鸣症状多为阴虚、肝肾不足导致的人群。

功　　效： 养阴润燥，滋补肝肾。

食用药材： 鸽蛋 2 个，干百合 10 g，枸杞子、冰糖各适量。

烹饪方法： 鸽蛋煮熟，去壳备用；干百合用清水浸泡30分钟至软化，洗净备用；锅中加入适量清水，放入鸽蛋和百合，加热至沸腾；调小火慢炖约30分钟，使百合熟烂，加入枸杞子和适量冰糖，继续煮熬5分钟即可。

食用方法： 早、晚各1次，空腹食用效果更佳。

〔中医小贴士〕

鸽蛋：始载于《本草纲目》，别名鸽卵。其味甘、咸，性平，归肺、脾、胃、肾经。具有补肝肾，益精气，丰肌肤诸，助阳提神，解疮毒等功效。

百合：《本草纲目》中记载"润肺止咳，清心安神，补肾益精"。其味甘，性寒，归心、肺经。具有养阴润肺，清心安神等功效。注意风寒咳嗽者禁服。

第七节　视力下降的药膳食疗

　　视力下降是一种常见的眼部问题，是指眼睛看物体时清晰度降低、视野变窄或模糊，无法正确识别物体或辨认物体的能力减弱。中医认为，视力下降可以由多种因素引起，包括脾虚、肾虚、肝火旺盛、湿热内蕴、气血不足、肺热上泛等。视力下降的中医养生原则主要是调整脏腑功能、调和气血、滋补肝肾，并注重眼部保健。建议从以下几个方面调养：

　　（1）生活起居：应培养良好的用眼习惯，减少对电子屏幕的依赖，保持室内光照适中，避免过强或过暗的光线刺激眼睛。此外，定期进行眼部按摩可以促进眼部血液循环，帮助眼球肌肉放松。

　　（2）饮食调养：在饮食方面，可以选择富含维生素A、维生素C和维生素E的食物，如猪肝、猕猴桃、葡萄、菠菜、番茄、菜花和卷心菜等，有助于保护视网膜，减缓视力下降。同时，富含叶黄素和玉米黄素的食物，如橙子、柠檬、柚子、南瓜等，对于预防黄斑变性也有积极效果。此外，适量摄取富含欧米伽-3脂肪酸的食物，如深海鱼类、核桃等，有助于维护眼睛血管和视网膜的健康。

　　（3）适量运动：在运动方面，可以每日进行眼部运动，如眼球转动、眨眼和远近调焦等，以增强眼部肌肉的灵活性和眼球的协调性。同时，定期参与户外活动，使眼睛暴露在自然光线下，有助于提升视力，并调整眼睛对近远物体的焦距。

（4）情志调节：在情志层面，应当保持愉悦的心情，避免长时间的情绪紧张和压力过高。学习如何放松身心，通过冥想、深呼吸或其他休闲活动，可以有效缓解眼睛的疲劳和压力。

药膳一

胡萝卜炒核桃仁

对　　症：适用于眼睛疲劳、有视力模糊症状的人群。

功　　效：清肝明目，清热疏风。

食用药材：胡萝卜200 g，核桃仁100 g，植物油适量，食盐适量。

烹饪方法：胡萝卜去皮，切成薄片备用；取适量植物油放入锅中，加热后倒入胡萝卜片翻炒至稍微变软；加入适量核桃仁翻炒均匀，再加入适量食盐调味即可。

食用方法：每周食用2～3次，作为配菜或主菜均可。

中医小贴士

胡萝卜：《医林纂要》中记载"甘补辛润，故壮阳暖下，功用似蛇床子"。其味甘，性平，归肺经、脾经。具有健脾宽中，化滞的功效。

核桃仁：《本草纲目》中记载"主治肺痈咳嗽，补肾益脑，润肠通便，消痰止渴"。其味甘，性温，归肺经、肾经、大肠经。具有预防动脉硬化、促进心血管健康、提高脑力、滋润肌肤等功效。注意风痰内盛引起的痰黄、发热气喘、烦躁呕恶和阴虚火旺的吐血、鼻出血等均忌用。

药膳二

猪肝木耳汤

对   症：适用于视力模糊、眼疲劳、夜盲症等有关症状的人群。

功   效：明目补肝，滋阴益血。

食用药材：猪肝100 g，黑木耳30 g，大枣5枚，枸杞子适量。

烹饪方法： 猪肝切片，用盐和料酒腌制10分钟后备用；木耳提前泡软，锅中加入适量清水，将猪肝、木耳、大枣一同放入锅中；煮沸后转小火继续煮20分钟，直到猪肝熟烂；关火后加入适量的枸杞子，再煮5分钟即可。

食用方法： 每日食用1次，最好在晚餐后食用，可以根据个人口味适量添加调味料。

中医小贴士

猪肝：《随息居饮食谱》中记载"猪肝明目，治诸血病，余病均忌，平人勿食"。其味甘、苦，性温，归胃、脾、肝经。具有补肝，明目，养血的功效。

黑木耳：《本草纲目》中记载"主止咳润肺，清热解毒，消肿排脓"。其味甘，性平。具有补气血，润肺，止血的功效。注意虚寒溏泻者慎服。

第七章

特殊老人的药膳食疗

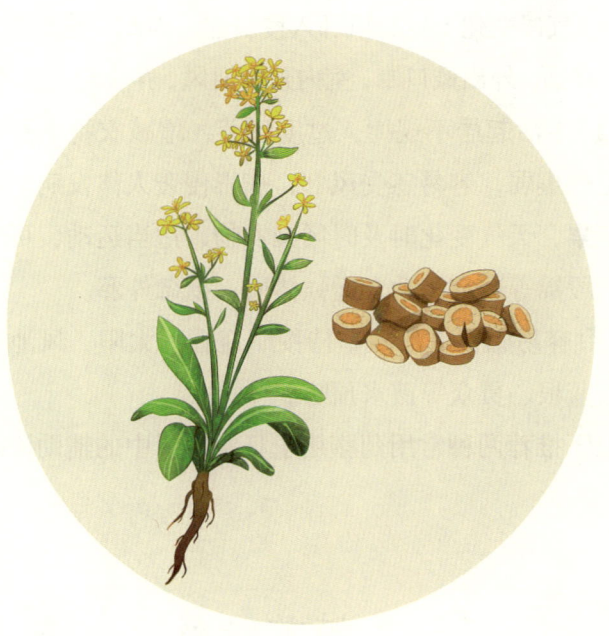

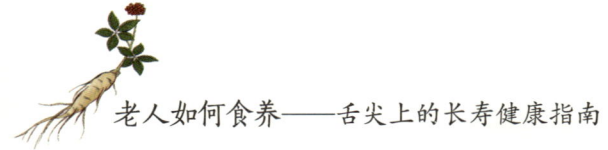

第一节　感冒

感冒是感受风邪或时行疫毒而导致肺失宣肃、卫表不合的常见外感疾病，临床表现以鼻塞、流涕、喷嚏、咳嗽、头痛、恶寒、发热，甚至全身不适为主要特征。包括现代医学的普通感冒、流行性感冒及其他上呼吸道感染等。老年、体弱者容易传变或同时夹杂其他疾病。感冒一般与以下方面有关：

（1）气候变化不定，风邪入侵引起。因此，感冒期间尽量少去公共场所，外出戴口罩，室内开窗通风，养成经常洗手的习惯。

（2）生活起居不规律，过度疲劳，增减衣物不及时，导致人体正气虚弱，容易感受风邪，病毒侵袭人体发病。建议避免过度劳累，天气变化时及时增减衣物，适当运动，可进行太极拳、八段锦等适宜运动，增强体质，抵御外邪。

（3）容易感冒者可以坚持按摩迎香、太阳、风池等穴，或服用板蓝根、贯众等煎水预防。

以下推荐两种常用药膳用于日常生活中的辅助治疗。

药膳一

姜糖苏叶饮

对　　症：适用于风寒感冒引起的恶寒发热、头身痛等症。

功　　效： 发汗解表，祛寒健胃。

食用药材： 生姜3 g，紫苏叶3 g，

红糖15 g。

烹饪方法： 将生姜、紫苏叶洗

净，切成细丝，同

放入茶杯内，加沸水

浸泡5～10分钟，放红

糖拌匀即可。

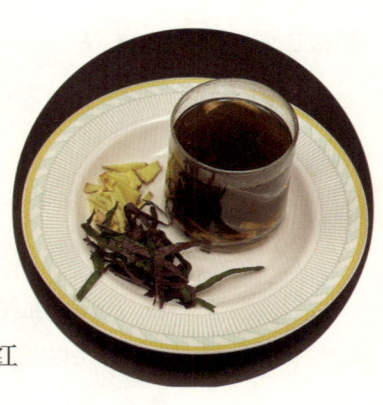

食用方法： 每日2次，趁热服。

┌─────────────┐
│ **中医小贴士** │
└─────────────┘

生姜：《名医别录》中记载"主治伤寒头痛、鼻塞，咳逆上气，止呕吐"。其味辛，性微温，归肺、脾、胃经。具有解表散寒，温中止呕，化痰止咳等功效。

紫苏叶： 始载于《名医别录》，其味辛，性温，归肺、脾、胃经。具有解表散寒，宣通肌表的功效。

红糖： 味甘，性温，归肝、脾、胃经。既可温中散寒，助紫苏叶、生姜发散在表之寒，又可作为调味品，缓生姜、紫苏叶辛辣苦涩之味。

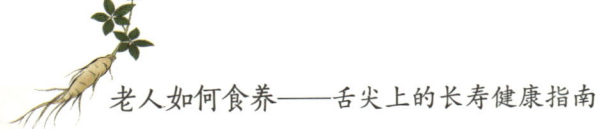
药膳二

桑菊杏仁饮

对　　症: 适用于外感风热咳嗽者，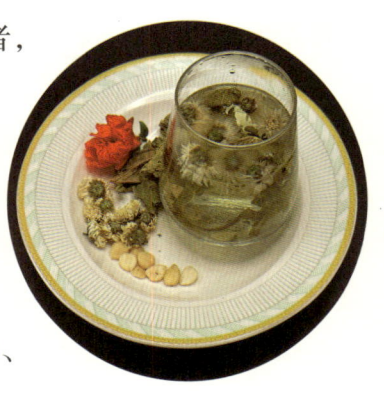
症见咳嗽频繁、剧烈，
气粗，声音嘶哑，
咽喉干痛，咳痰不
爽，痰黏稠或稠黄，
伴随鼻流黄涕、口
渴、头痛、恶风、身热、
舌苔薄黄。

功　　效: 疏散风热，宣肺止咳。

食用药材: 桑叶10 g，菊花10 g，杏仁10 g，白砂糖适量。

烹饪方法: 将杏仁捣碎与桑叶、菊花共置保温瓶中，用沸水适
量冲泡，盖闷15分钟，再加入白砂糖适量，代茶
饮用。

食用方法: 每日1次。

〔 中医小贴士 〕

桑叶: 始载于《神农本草经》。其味苦、甘，性寒，归肺、肝经。
具有祛风清热，清肺润燥，凉血明目的功效。

菊花: 始载于《神农本草经》。其味辛、甘、苦，性微寒，归肺经、

肝经。具有疏散风热，清肝明目，平抑肝阳，解毒消肿的功效。

杏仁：始载于《名医别录》。其味苦，性微温，有小毒，归肺、大肠经。具有降气，祛痰止咳，平喘，润肠的功效。

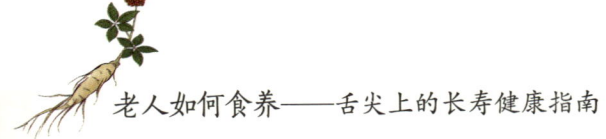

第二节　高血压

　　高血压是指以体循环动脉血压（收缩压和/或舒张压）增高为主要特征（未使用降压药物的情况下非同日3次测量，收缩压≥140 mmHg，舒张压≥90 mmHg），可伴有心、脑、肾等器官的功能或器质性损害的临床综合征，临床常见眩晕、头痛、心悸、乏力等症状。高血压是最常见的慢性病，也是心脑血管病最主要的危险因素。高血压一般与以下方面有关：

　　（1）不良习惯的影响：日常饮食宜清淡，忌过于油腻、高钠盐之品和暴饮暴食，做好饮食调护；注意劳逸结合，适当锻炼，促进血脉流畅，忌长期久坐、劳累，饮酒、吸烟等不良习惯。

　　（2）不良情绪的影响：日常生活中，精神紧张、心情压抑均会使血压增高，要学会自我调节情绪，忌忧思恼怒。

　　以下推荐两种常用药膳用于日常生活中的辅助治疗。

药膳一

天麻鱼头汤

对　　症：适用于头晕胀痛，颜面潮红，耳鸣，急躁易怒，口苦口干，不眠或噩梦纷纭，胁肋灼痛。

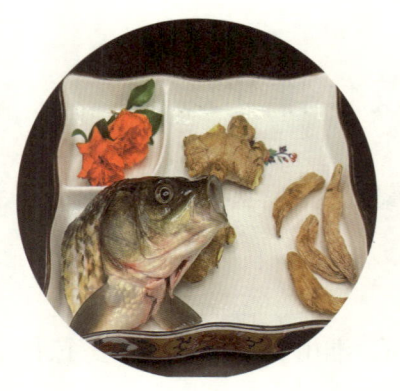 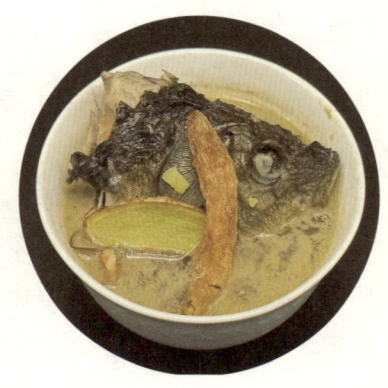

功　　效：平肝熄风，滋阴安神，活血止痛。

食用药材：天麻15g，鱼头1个，生姜2片。

烹饪方法：将鱼头洗净去鳃，切大块。铁锅烧热后加入橄榄油，油热后放入生姜和鱼头，转小火将鱼头两面煎至微黄后，加入热水约1.5 L，放入洗干净的天麻。大火煮开后改小火继续煲半小时。根据个人口味酌情加入少许盐、葱花、香菜等即可饮用。

食用方法：每周2～3次，佐餐食用。

中医小贴士

天麻：始载于《雷公炮炙论》，别名定风草，赤箭。其味甘，性平，归肝经、心经。具平抑肝阳，祛风通络的功效。

鱼头：富含人体必需的不饱和脂肪酸和卵磷脂，对健脑、降低血脂、延缓衰老都有好处。

药膳二

茯苓淮山薏苡仁排骨汤

对　　症：适用于头晕头痛，昏蒙沉重，耳鸣，胸脘痞闷，恶心欲呕，食欲不振。

功　　效：补气健脾，祛湿化痰。

食用药材：排骨250 g，茯苓20 g，淮山（山药）15 g，薏苡仁20 g，蜜枣2个，陈皮1块，生姜2片。

烹饪方法：将排骨洗净焯水去掉浮沫，然后放入砂锅中，加入水2 L。再将洗净的茯苓、淮山、薏苡仁、蜜枣、陈皮、生姜一起放入砂锅中。大火煮开，改小火煲炖2小时，最后10分钟加盐改大火让汤汁翻滚起来。根据个人口味酌情加入少许盐、葱花、香菜等即可食用。

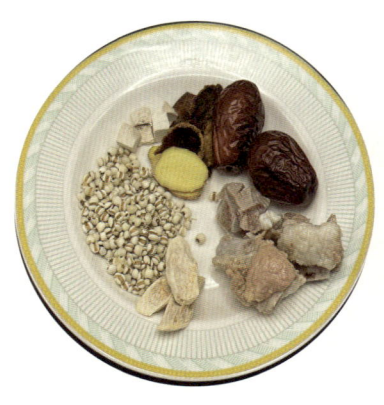 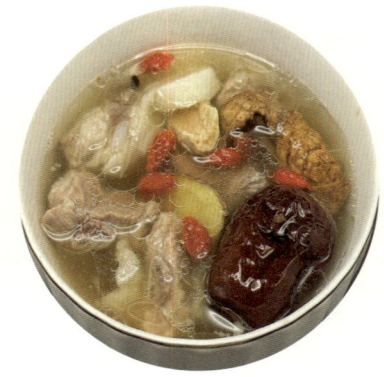

食用方法： 每周2～3次，佐餐食用。

〔中医小贴士〕

茯苓：《神农本草经》中记载"茯苓主胸胁逆气，忧恚惊恐，心下结痛，寒热烦满，咳逆，口焦舌干，利小便"。其味甘、淡，性平，归心、肺、脾、肾经。具有宁心安神，健脾，利水利湿，镇静，增加心肌收缩力，护肝利尿等功效。

山药： 始载于《神农本草经》，别名薯蓣、山芋、怀（淮）山药、白药子、怀（淮）山。其味甘，性平，归脾、肺、肾经。具有补脾养肺，固肾益精的功效。

薏苡仁： 始载于《神农本草经》，别名苡仁、苡米。其味甘、淡，性凉，归脾、胃、肺经。具有利水渗湿，健脾止泻，除痹，排脓，解毒散结等功效。

排骨：《本草备要》中记载"食之润肠胃，生津液，丰肌体，泽皮肤"。其味甘、咸，性平，归脾、胃、肾经。具有滋阴壮阳，益精补血的功效。

茯苓、山药、薏苡仁三者合用有健脾化湿之效，蜜枣益脾润肺，陈皮既可理气健脾又可燥湿化痰，生姜温中。

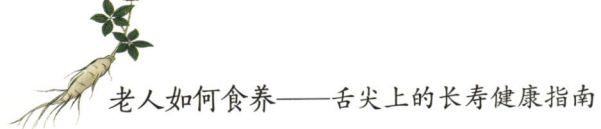
第三节　糖尿病

　　糖尿病是一组因胰岛素绝对或相对分泌不足，以及靶组织细胞对胰岛素敏感性降低而引起蛋白质、脂肪、水和电解质等一系列代谢紊乱综合征，其中以血糖升高为主。主要临床表现为多饮、多尿、多食、乏力和体重下降或尿中有甜味等。糖尿病应加强以下调养：

　　（1）长期的作息不规律，可以导致胰岛素的异常分泌，因此需要养成良好的生活习惯，起居顺时，动静相宜，提高自我护治能力。

　　（2）坚持有规律地体育锻炼，如散步、打太极拳等，避免精神创伤和过度劳累。

　　（3）注意饮食宜忌，以清淡为主，不可过饱。

　　（4）加强个人卫生习惯，保持皮肤清洁干燥。

　　（5）学会自我监测血糖，定期复查。

　　以下推荐两种常用药膳用于日常生活中的辅助治疗。

药膳一

砂仁猪肚汤

对　　症：适用于糖尿病脾胃虚寒、呕吐泄泻、消化不良者。

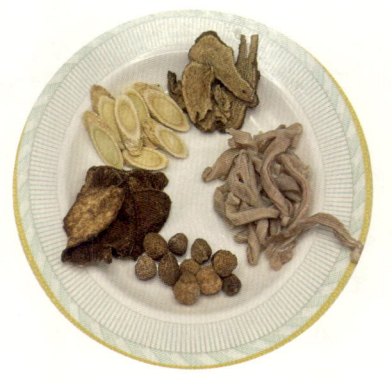
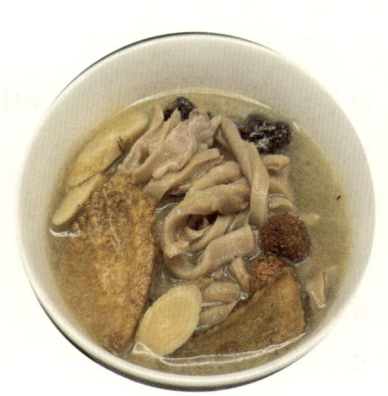

功　　效: 补虚益气,健脾止泻。

食用药材: 猪肚500 g,砂仁3 g,陈皮3 g,黄芪20 g,白术10 g,盐适量。

烹饪方法: 将猪肚用开水烫片刻,刮除黏膜,洗净切1厘米宽的条;再将砂仁、陈皮、黄芪、白术洗净备用;最后起锅热少许油,下猪肚稍微翻炒,然后与砂仁、陈皮、黄芪、白术一起放入砂锅内,加清水,大火煮沸后改小火煮至猪肚烂,最后入盐即可。

食用方法: 每周食用3次,温服。

　　　　　　　　　[中医小贴士]

猪肚:《本草经疏》中记载:"为补脾胃之要品,脾胃得补,则中气益"。其味甘,性温,归脾、胃经。具有补虚损,健脾胃

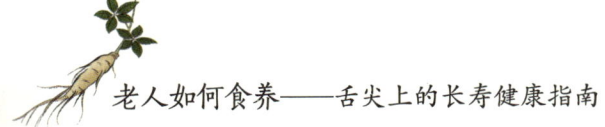
的功效。

砂仁：始载于《药性论》。其味辛，性温，归脾、胃、肾经。具有行气调中，和胃醒脾的功效。

陈皮：始载于《神农本草经》，别名贵老、黄橘皮、红皮。其味辛、苦，性温，归脾、肺经。具有理气调中，燥湿化痰的功效。

黄芪：始载于《神农本草经》，别名黄耆、王孙、绵黄芪。其味甘，性微温，归脾、肺经。具有补气升阳，益卫固表，利水消肿，脱毒生肌的功效。

白术：始载于《神农本草经》，别名於术、冬术等。其味甘、苦，性温，归脾、胃、三焦经。具有健脾补气，燥湿利水，止汗安胎等功效。注意阴虚燥渴，气滞胀闷者忌服。

药膳二

山药燕麦粥

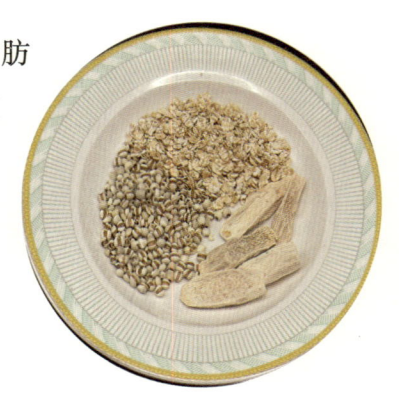

对　　症：适用于糖尿病合并脂肪肝、高血压以及虚汗、盗汗者。

功　　效：健脾养胃，益气养阴，调脂降糖。

食用药材：燕麦50 g，薏苡仁30 g，山药20 g，盐适量。

烹饪方法：将山药、薏苡仁、燕麦洗净，清水浸泡；再将燕麦放入锅中，加适量清水，大火煮至七成熟；最后放入薏苡仁、山药煮至粥将成，放入盐稍煮后调匀即可。

食用方法：每日1次。

[中医小贴士]

燕麦：《本草纲目》中记载"多为野生，因燕雀所食，故名"。其味甘，性平，归脾、胃、肝经。具有补益脾胃，润肠止汗，润肠通便的功效。

山药：始载于《神农本草经》，别名薯蓣、山芋、怀（淮）山药、白药子、怀（淮）山。其味甘，性平，归脾、肺、肾经。具有补脾养肺，固肾益精的功效。

薏苡仁：始载于《神农本草经》，别名苡仁、苡米。其味甘、淡，性凉，归脾、胃、肺经。具有利水渗湿，健脾止泻，除痹，排脓，解毒散结等功效。

第四节　高脂血症

高脂血症，又称血脂代谢异常、高脂蛋白血症，通常指血清中胆固醇（Ch）、甘油三酯（TAG）、低密度脂蛋白胆固醇（LDL-C）水平升高，高密度脂蛋白胆固醇（HDL-C）水平降低，是临床常见的脂质代谢障碍疾病，也是冠状动脉疾病的主要危险性因素，具有家族遗传性。高脂血症一般与以下方面有关：

（1）不健康生活方式：如暴饮暴食、饱和脂肪酸摄入过多、嗜酒、偏食、不运动或运动过少等引起高脂血症，宜少吃肥甘厚味，合理搭配健康饮食，多吃富含纤维素的蔬菜、水果和全谷类食物，有助于降低血脂，适量摄入鱼类、坚果等富含不饱和脂肪酸的食物，有助于改善血管健康。

（2）情志失调：长期紧张、焦虑等不良情绪可能导致内分泌失调，进而影响血脂水平。应保持心情舒畅，避免过度劳累，消除恼怒、愤恨等不良情绪的刺激，减轻思想负担，保持知足恬淡、乐观愉快的情绪。

（3）年迈体虚：高脂血症通常多发于中老年人，脏腑功能减退，使膏脂代谢失常，引起血脂代谢紊乱，应顺应自然变化的情况下调节人体的精神情志、生活起居，避免剧烈活动而耗损人体气血。

以下推荐两种常用药膳用于日常生活中的辅助治疗。

药膳一

决明子菊花粥

对　　症：适用于目赤肿痛，视物模糊，高血压、高脂血症等。

功　　效：清肝明目，润肠通便。

食用药材：决明子15g，菊花10g，粳米100g，冰糖适量。

烹饪方法：先将决明子放入锅内，炒到微有香气时取出，待冷却后，与菊花同煮，取汁去渣，然后放入洗干净的粳米，煮粥。粥快煮好时，加入冰糖，煮沸即可食用。

食用方法：每日食用1次，5～7次为1个疗程。

〔中医小贴士〕

决明子：始载于《神农本草经》，其味苦、甘、咸，性微寒，归肝、胆、肾、大肠经。具有清热明目、润肠通便、缓泻、降血压、降血脂的功效。

菊花：始载于《神农本草经》。其味辛、甘、苦，性微寒。归肺经、肝经，具有疏散风热，清肝明目，平抑肝阳，解毒消肿的功效。

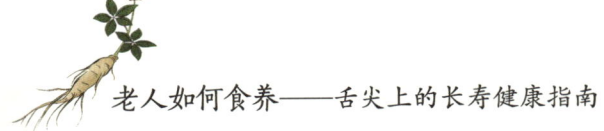

药膳二

山楂荷叶饮

对　　症： 适用于高血压、高脂血症者。

功　　效： 降血压，降血脂，健脾，清心神。

食用药材： 山楂10～15 g，荷叶10 g，冰糖适量。

烹饪方法： 首先将干荷叶洗净后，用水泡10分钟，再将山楂煮软后捏去籽。锅中倒入荷叶水，放入山楂煮15分钟，再放入冰糖不停搅拌，最后放入荷叶煮5分钟即可。

食用方法： 代茶饮。

[中医小贴士]

山楂： 始载于《神农本草经》，别名山里果、山里红、酸里红。其味酸、甘，性微温，归脾、胃、肝经。具有消食健胃，行气散瘀的功效。

荷叶：《本草纲目》中记载"升发阳气，去脂瘦身"。其味苦，性平，归肝、脾、胃经。具有清热解暑，升发清阳，凉血止血的功效。

第五节 冠状动脉粥样硬化性心脏病

冠状动脉粥样硬化性心脏病（简称冠心病），是指冠状动脉粥样硬化改变使动脉管腔发生严重狭窄，造成供氧心脏血液循环障碍，导致心肌缺血缺氧而引起的心脏病。以左胸部胸闷疼痛，甚则痛彻肩背，喘息不得卧为主要表现，是中、老年人的常见病、多发病，具有高发病率、高死亡率，患者需长期接受治疗。冠心病一般与以下方面有关：

（1）气候变化：本病与气候变化密切相关，因此日常起居应注意避风寒，天气变化时注意加衣保暖。

（2）情志影响：重视情志调摄，保持愉快平和的心态，劳逸适度，坚持运动，如散步、打太极拳，运动量要适合。

（3）饮食因素：饮食清淡少盐，多吃蔬菜水果，保持大便通畅.

（4）常备急救药物，如速效救心丸、硝酸甘油等，服药不缓解，及时到医院诊治。

以下推荐两种常用药膳用于日常生活中的辅助治疗。

药膳一

知母百合粥

对　　症：对冠心病、胸闷灼痛、睡眠差梦多者有效。

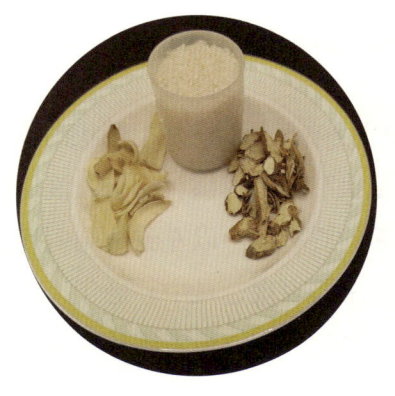 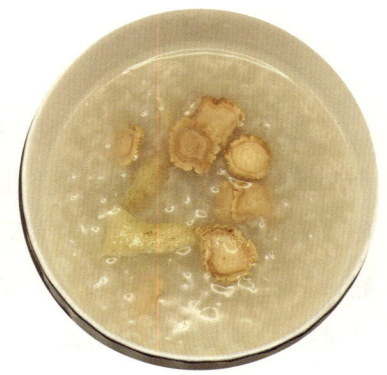

功　　效: 滋阴除烦,养心安神。

食用药材: 知母、百合各20 g,粳米100 g。

烹饪方法: 先加水将知母、百合煎煮半小时,去知母,加入洗
净的粳米继续煮成粥。

食用方法: 早、晚各服1碗,连服7～10日。

中医小贴士

知母:《神农本草经》中记载"主消渴热中,除邪气肢体浮肿,
下水,补不足,益气"。其味苦,性寒,归肺、胃、肾经。具
有清热泻火,滋阴润燥的功效。注意脾胃虚寒、大便溏泄者
忌服。

百合:《本草纲目》中记载"润肺止咳,清心安神,补肾益精"。
其味甘,性寒,归心、肺经。具有养阴润肺,清心安神等功效。
注意风寒咳嗽者禁服。

药膳二

参枣茶

对　　症：适用于血虚寒闭型冠心病患者。

功　　效：祛寒补血。

食用药材：红参6 g，桂枝6 g，甘草3 g，当归3 g，大枣6颗，红糖20 g。

烹饪方法：首先将大枣去核，红参切片，甘草切片，桂枝洗净，把桂枝、甘草用纱布袋包装扎口；再将药袋、红参、大枣、当归同放炖锅内，加水200 mL，用中火烧沸，文火煎煮40分钟；最后除去药包，留大枣、红参、当归和药汁，放入红糖拌匀即成。

食用方法：每日3次，每次服用1/3。

[中医小贴士]

红参：始载于《神农本草经》。其味甘、微苦，性温，归脾、肺、心经。具有大补元气，复脉固脱，益气摄血，养心安神，强心健胃等功效。

桂枝：始载于《唐本草》。其味辛、甘，性温，归心、肺、膀胱经。

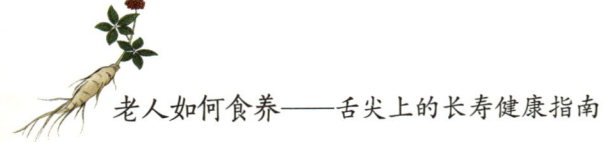
具有发汗解肌，温经通脉，助阳化气，散寒止痛的功效。注意凡温热病及阴虚阳盛、血热妄行、孕妇胎热以及产后风湿伴有多汗等情形均忌用。

甘草:《神农本草经》中记载"主治五脏六腑寒热邪气，坚筋骨，长肌肉，倍力，金疮肿，解毒"。其味甘，性平，归心、脾、肺、胃经。具有补脾益气，清热解毒，祛痰止咳，缓急止痛，调和诸药的功效。

当归：始载于《神农本草经》，别名干归、马尾当归、秦归、云归、西当归、岷当归。其味甘、辛，性温，归肝、心、脾经。具有补血活血，调经止痛，润肠通便的功效。

以上诸药合用，具有温经散寒、合营通脉的作用。

第六节 骨质疏松症

骨质疏松症是由于多种原因导致的骨密度和骨质量下降，骨微结构破坏，造成骨脆性增加，从而容易发生骨折的全身性骨病。老年性骨质疏松症一般指老人70岁后发生的骨质疏松；临床表现主要为疼痛、脊柱变形、骨折。骨质疏松症发病机制复杂，关键在于预防，应加强以下调养：

（1）药物防治：骨质疏松的主要原因是缺钙，因此补钙是治疗此病的首选措施，它包括钙吸收促进剂、钙制剂等；维生素D对于老年性骨质疏松有一定的效果；维生素A是防治骨质疏松的常用药，常与维生素D合用；维生素C是骨骼代谢的重要物质。

（2）饮食预防：合理选择食物，保证供给患者足够的钙和维生素D等营养素，喝牛奶是补钙的最佳途径，戒烟酒有利于防治骨质疏松。

（3）体育锻炼：适当的体力活动能刺激骨细胞活动，有利于骨质形成，故经常进行体育锻炼有利于预防骨质疏松症，老年人多晒太阳可减少骨质疏松的发生。

以下推荐两种常用药膳用于日常生活中的辅助治疗。

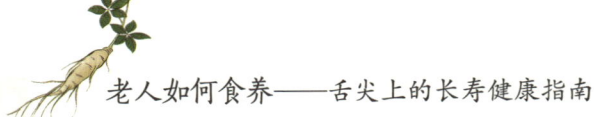
药膳一

栗子芡实鲫鱼汤

对　　症: 适用于中老年骨质疏松、肾虚所致的腰酸背痛、足膝软弱无力、筋骨疼痛、关节疾患。

功　　效: 强筋健骨,益精养血,滋补强身。

食用药材: 芡实30 g,栗子250 g,鲫鱼1条(约500 g),葱、姜、盐、料酒、鸡精各适量。

烹饪方法: 首先将栗子去壳及内皮,取其肉;芡实洗净,提前用水浸透;鲫鱼去鳞及内脏,同入锅内,加适量水,猛火煲至水滚,改小火再煮1小时左右,放入以上调料,煮沸即成。

食用方法: 温热佐餐服食。

〔中医小贴士〕

芡实:《本草纲目》中记载"止渴益肾,治小便不禁,遗精白浊带下"。其味甘、涩,性平,归脾、肾经。具有益肾固精,补脾止泻,除湿止带的功效。

栗子：始载于《千金·食治》，别名板栗。其味甘、微咸，性平，归脾、肾经。具有养胃健脾，补肾强筋，活血消肿，止血的功效。

鲫鱼：《本草纲目》中记载"诸鱼属火，唯鲫鱼属土，故能养胃"。其味甘，性平，归脾、胃、大肠经。具有温补脾胃，利水除湿，通血脉等功效。

药膳二

益气强骨汤

对　　症： 适用于预防和治疗骨质疏松症。

功　　效： 补气益肾，壮骨生髓，活血强筋。

食用药材： 五指毛桃50 g，山药50 g，虾皮50 g，海带50 g，鸡蛋2个，大枣6颗，生姜3片。

烹饪方法： 首先将五指毛桃洗干净，放入约1 000 mL水中，浸泡30分钟后放入锅中，加适量清水，文火煮60分钟；再将五指毛桃取出，把山药、大枣、生姜（切片后）放入汤水中，继续文火煮30分钟；最后把虾

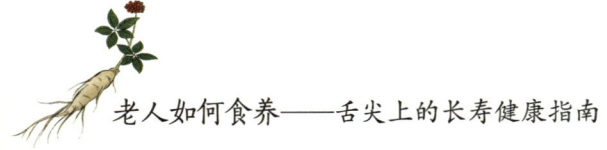
皮、海带和鸡蛋放入，煮开即可食用。

食用方法：温热服食。

┌─────────────┐
│ 中医小贴士 │
└─────────────┘

五指毛桃：始载于《生草药性备要》。其味甘，性平、微温，归肺、胃、脾、大肠、肝经。具有健脾化湿，行气化痰，舒筋活络，抗氧化、降低胆固醇的功效。

山药：始载于《神农本草经》，别名薯蓣、山芋、怀（淮）山药、白药子、怀（淮）山。其味甘，性平，归脾、肺、肾经。具有补脾养肺，固肾益精的功效。

虾皮：其味甘、咸，性温，归肝、肾经。虾皮又名毛虾，不是虾的皮，而是一种小虾（中国毛虾）被晾晒至干而成的食品。虾皮中含有丰富的镁元素、蛋白质和矿物质，能很好地保护心血管系统，可减少血液中的胆固醇含量，对于预防动脉硬化、高血压及心肌梗死有一定的作用。老年人常食虾皮，可预防自身因缺钙所致的骨质疏松症，同时提高食欲和增强体质。虾皮还有镇定作用，常用来治疗神经衰弱、自主神经功能紊乱等症。

海带：始载于《嘉祐本草》，别名昆布。其味咸，性寒，归肝、胃、肾经。具有消痰软坚，利水退肿，降血脂，增强免疫，抗肿瘤等功效。注意脾胃虚寒者忌食。

第七节　慢性阻塞性肺气肿

慢性阻塞性肺气肿（COPD），以下简称肺气肿，是指末梢肺组织（呼吸性细支气管、肺泡管、肺泡囊和肺泡）出现异常而持久的扩张，含气量过多，并同时伴肺泡间隔破坏而无明显的肺纤维化，是肺气肿中最常见的类型，主要表现为慢性咳嗽、咳痰、气短或呼吸困难、喘息、胸闷等，发病人群多为老人。慢性阻塞性肺气肿应加强以下调养：

（1）起居生活：起居有常，避风寒，禁烟酒，注意预防感冒，若出现发热、咳嗽、咳痰等临床症状时，及时就诊。

（2）适量运动：适当进行锻炼，如散步、打太极拳、练六字诀、练呼吸操等，也可以坚持耐寒训练，如冷水洗脸，提高机体抗御风寒的能力。

（3）饮食调养：饮食宜清淡、易消化、富营养，忌肥甘厚腻、生冷煎炸、海膻发物之品。有水肿者应低盐或无盐饮食。

（4）情志调节：加强情志调摄，保持心情舒畅，避免焦虑、烦躁、悲忧等不良情绪，有条件者可定时家庭氧疗。

以下推荐两种常用药膳用于日常生活中的辅助治疗。

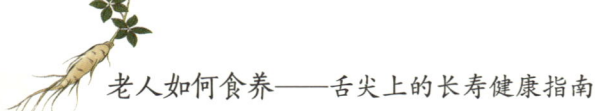

药膳一

珠玉二宝粥

对　　症: 适用于阴虚内热、大便
泄泻、食欲减退等肺
气虚的病症。

功　　效: 滋养脾肺，止咳
祛痰。

食用药材: 山药60 g，薏苡仁
60 g，柿霜饼30 g。

烹饪方法: 先将山药、薏苡仁捣成粗渣，
煮至烂熟，再将柿霜饼切碎，调入融化，搅拌均匀
即可。

食用方法: 每日早、晚食用。

中医小贴士

山药: 始载于《神农本草经》，别名薯蓣、山芋、怀(淮)山药、
白药子、怀(淮)山。其味甘，性平，归脾、肺、肾经。具有
补脾养肺，固肾益精的功效。

薏苡仁: 始载于《神农本草经》，别名苡仁、苡米。其味甘、淡，
性凉，归脾、胃、肺经。具有利水渗湿，健脾止泻，除痹，排
脓，解毒散结等功效。

276

柿霜饼:《本草纲目》中记载:"清上焦心肺热,生津止渴,化痰宁嗽,治咽喉口舌疮痛"。其味甘,性凉,归心、肺经。具有清热化痰,降气止咳,促进新陈代谢,止血等功效。注意风寒咳嗽忌服。

山药平补脾肺肾,薏苡仁健脾利湿、舒筋除弊、清热排脓,两者等量使用,既可防止山药久用过于黏腻,又可防止薏苡仁久用过于淡渗,再加上柿霜润肺止咳、生津利咽,以上诸药合用益气健脾、补肺益肾、润肺止咳、生津利咽。

药膳二

川贝杏仁饮

对　　症: 适用于慢性阻塞性肺气肿,咳痰气喘,痰鸣者。

功　　效: 化痰镇咳,润肺清肺,生津止渴。

食用药材: 川贝母6 g,杏仁3 g,冰糖少许。

烹饪方法: 先将川贝母洗净切片,杏仁用温水洗泡去皮待用;再将川贝母与杏仁一起放入锅中,加清水适量,用武火烧开后,加入冰糖屑,转用文火煮约30分钟即可。

食用方法： 每日临睡前服用1次。

[中医小贴士]

川贝母：《本草汇言》中记载"贝母，开郁、下气、化痰之药也"。其味苦、甘，性微寒，归肺、心经。具有清热润肺，散结，化咳止痰的功效。

杏仁： 始载于《名医别录》。其味苦，性微温，有小毒，归肺、大肠经。具有降气，祛痰止咳，平喘，润肠的功效。

第八节　肥胖症

肥胖症是一组常见的代谢症候群。当人体进食热量多于消耗热量时，多余热量以脂肪形式储存于体内，其量超过正常生理需要量，且达一定值时演变为肥胖症。肥胖症不只是体重增加，也常伴一系列慢性疾病症候群，包括2型糖尿病、高血压、睡眠呼吸暂停、多囊卵巢综合征等，同时肥胖症也是部分肿瘤的危险因素。肥胖症应加强以下调养：

（1）保持良好的生活习惯：适当参加体育锻炼或体力劳动，制订活动计划，注意逐渐增加活动量，避免运动过度和过猛。

（2）坚持长期有规律运动：如跑步、游泳、打球、爬山、跳广场舞等。长期肥胖者，应在医生指导下制订合理的减重计划。

（3）改变不良饮食行为：调整饮食结构，严格控制进食量，饮食宜清淡、低脂、低盐，忌肥甘厚味、辛香燥烈之品。

以下推荐两种常用药膳用于日常生活中的辅助治疗。

药膳一

三花减肥茶

对　　症：适用于肥胖症，体重超过正常标准者。

功　　效：宽胸理气，利湿化痰，
　　　　　　降脂减肥。

食用药材：玫瑰花 2 g，茉莉花
　　　　　　2 g，玳玳花 2 g，川
　　　　　　芎 6 g，荷叶 7 g。

烹饪方法：先将玫瑰花、茉莉花、
　　　　　　玳玳花、川芎、荷叶剪
　　　　　　碎混匀，等量分装至多个布
　　　　　　袋中做成茶包；再将茶包置入杯中，以热开水冲泡
　　　　　　后，即可饮用。

食用方法：每日 1～3 次，视个人情况调节次数和用量。

中医小贴士

玫瑰花：《本草纲目拾遗》中记载"和血行血，理气，治风痹、
噤口痢、乳痈、肿毒初起、肝胃气痛"。其味甘、微苦，性温，
归肝、脾经。具有理气解郁，和血散瘀的功效。

茉莉花：始载于《本草纲目》。其味辛、微甘，性温，归脾、胃、
肝经。具有理气止痛，辟秽开郁的功效。

玳玳花：《草花谱》中记载"细而香，闻之破郁，结篱旁种之，
实可入药"。其味辛、甘、微苦，性平，归脾、胃经。具有理
气宽胸，和胃止呕的功效。

川芎：始载于《神农本草经》，属于活血止痛药。其味辛，

性温，归肝、胆、心包经。具有行气开郁、祛风燥湿、活血止痛的功效。

荷叶：《本草纲目》中记载"升发阳气，去脂瘦身"。其味苦，性平，归肝、脾、胃经。具有清热解暑，升发清阳，凉血止血的功效。

药膳二

黄芪党参鸡丝冬瓜汤

对　　症：各型肥胖者均可食用，对倦怠食少、面部浮肿者更适宜。

功　　效：健脾补气，利水消肿，瘦身减重。

食用药材：鸡肉200 g，党参、黄芪各3 g，冬瓜150 g，盐、黄酒各适量。

烹饪方法：党参、黄芪泡水备用，将鸡肉冲洗后切成鸡丝，放入党参、黄芪，加一碗清水（约1 000 mL），用小火炖至鸡肉七成熟。冬瓜去皮后切片放入汤内，加适量料酒。冬瓜煮熟后加入少许盐调味即可。

食用方法：每日1～2次。

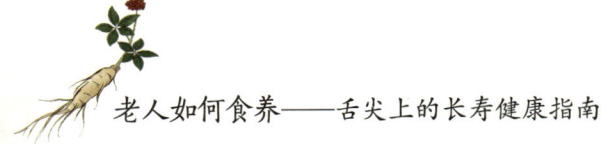

中医小贴士

黄芪：始载于《神农本草经》，别名黄耆、王孙、绵黄芪。其味甘，性微温，归脾、肺经。具有补气升阳，益卫固表，利水消肿，脱毒生肌的功效。

党参：始载于《本草从新》，别名台参、野台参、潞党参、西党参。其味甘，性平，归脾、肺经。具有补中益气，养血生津的功效。

鸡肉：始载于《本草纲目》，别名丹雄鸡、烛夜。其味甘，性微温，归脾、胃经。具有温中补脾，益气养血，补肾益精的功效。

冬瓜：始载于《神农本草经》，别名白瓜、水芝、白冬瓜、地芝、东瓜、枕瓜。其味甘、淡，性微寒，归肺、大小肠、膀胱经。具有利尿，清热，化痰，生津，解毒的功效。

第九节　慢性胃炎

慢性胃炎是指胃黏膜上皮反复遭受损害，继而黏膜特异再生，导致不可逆的固有胃腺体的萎缩，甚至消失，从而引起的胃黏膜慢性炎症。以上腹胃脘部近心窝处疼痛为主要临床表现，可伴有胃脘部痞满、胀闷、嗳气、腹胀、纳呆等。慢性胃炎一般与以下方面有关：

（1）生活原因：养成良好的生活习惯，起居有常，劳逸结合，适当运动。

（2）饮食因素：养成良好的饮食习惯，注意饮食卫生，进食规律，戒浓茶、咖啡、烟酒。

（3）情绪原因：积极治疗疾病，调节情绪，避免过度紧张。

（4）疾病因素：积极治疗原发病，不适随诊。

以下推荐两种常用药膳用于日常生活中的辅助治疗。

药膳一

牛奶山药糊

对　　症：适用于脾胃虚弱型慢性胃炎者。

功　　效：补脾益胃。

食用药材：牛奶250 g，山药30 g，面粉30 g。

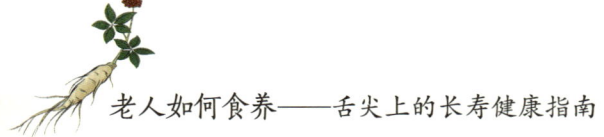

烹饪方法：将山药去皮，洗净，切成块状，加水适量，宜文火炖煮，至汤浓后再加入牛奶，调入面粉糊搅拌，煮至沸即可。

食用方法：每日1次。空腹为宜，1次服完。

〔**中医小贴士**〕

牛奶：味甘，性微寒，归心、肺、胃经。具有补虚损，益肺胃，养血，生津润燥，解毒的功效。能强健骨骼和牙齿，降低骨质疏松症的发生，应用于老年人补益、消渴、小便多。脾胃虚寒泄泻，有冷痰积饮者慎服。

山药：始载于《神农本草经》，别名薯蓣、山芋、怀(淮)山药、白药子、怀(淮)山。其味甘，性平，归脾、肺、肾经。具有补脾养肺，固肾益精的功效。

面粉：味甘，性凉，归心、脾、肾经。主要含有蛋白质、碳水化合物等成分。具有养心益肾，健脾养胃，润肠通便，提高免疫力的功效。主治脏躁、烦热、消渴、泻痢、痈肿、外伤出血及烫伤等。

药膳二

佛手柚皮瘦肉粥

对　　症: 适用于年老胃弱、胸闷气滞、消化不良、食欲不振、嗳气呕吐等症。

功　　效: 健脾养胃，理气止痛。

食用药材: 佛手5 g，猪瘦肉50 g，粳米100 g，鲜柚子皮半个，香葱、盐适量。

烹饪方法: 鲜柚子皮削去外皮及内囊，洗净，清水浸泡后切丝；猪瘦肉剁碎，香葱切碎。砂锅内加水煮沸后下粳米、佛手，改用文火烹煮，煮至粥熟时加鲜柚子皮丝、猪瘦肉煮3～5分钟，出锅前加入适量香葱、盐调味。

食用方法: 可供早晚餐或作点心，温热食。

[中医小贴士]

佛手:《滇南本草》中记载"佛手补肝暖胃，止呕吐，消胃寒痰，治胃气疼痛"。其味辛、苦、酸，性温，归肝、脾、肺经。具

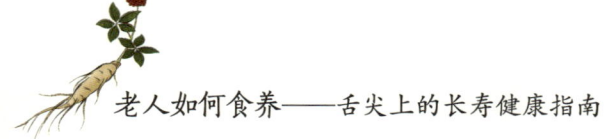

有疏肝理气，和胃，燥湿化痰的功效。

猪瘦肉：味甘、咸，性平，归脾、胃、肾经。具有润肠胃，补肾滋阴，养血润燥，益气消肿的功效。主治热病伤津、消渴羸瘦、肾虚体弱、产后血虚、燥咳、便秘、补虚、滋阴、润燥、滋肝阴、润肌肤、利小便和止消渴。

粳米：始载于《名医别录》，别名大米、白米、稻米。其味甘，其性平，归脾、胃、肺经。具有健脾益气，和胃除烦，止泻止痢的功效。

柚子皮：始载于《唐本草》。其味辛、苦、甘，性温，入脾、肾、膀胱经。具有止咳、化痰、平喘、健胃消食以及化瘀止痛等功效。

图书在版编目（CIP）数据

老人如何食养：舌尖上的长寿健康指南 / 陈青，
吴秀丽主编. -- 长沙：湖南科学技术出版社，2024. 9.
ISBN 978-7-5710-3143-5

Ⅰ. R153.3
中国国家版本馆 CIP 数据核字第 20246QU505 号

LAOREN RUHE SHIYANG —— SHEJIAN SHANG DE CHANGSHOU JIANKANG ZHINAN
老人如何食养——舌尖上的长寿健康指南

主　　编：陈　青　吴秀丽
出 版 人：潘晓山
责任编辑：张叔琦
出版发行：湖南科学技术出版社
社　　址：长沙市芙蓉中路一段 416 号泊富国际金融中心
网　　址：http://www.hnstp.com
湖南科学技术出版社天猫旗舰店网址：
　　　　　http://hnkjcbs.tmall.com
邮购联系：0731-84375808
印　　刷：长沙玛雅印务有限公司
　　　　　（印装质量问题请直接与本厂联系）
厂　　址：长沙市雨花区环保中路 188 号国际企业中心 1 栋 C 座 204
邮　　编：410000
版　　次：2024 年 9 月第 1 版
印　　次：2024 年 9 月第 1 次印刷
开　　本：880mm×1230mm　1/32
印　　张：9.625
字　　数：179 千字
书　　号：ISBN 978-7-5710-3143-5
定　　价：68.00 元

（版权所有·翻印必究）